歯科医院経営
実践マニュアル

歯科助手が患者様を増やす

(医)誠仁会りょうき歯科クリニック理事長
領木誠一 著

クインテッセンス出版株式会社 2007

Tokyo, Berlin,Chicago, London, Paris, Barcelona, Istanbul, Milano, São Paulo, Moscow, Prague, Warsaw, New Delhi, Beijing and Bukarest

●はじめに

歯科界はご承知のとおり、医療費の削減・診療報酬引下げ・患者減・過当競争など、四重苦、五重苦に見舞われ、歯科医院自体も少数の勝ち組と多数の負け組みという、二極化の時代に突入したといわれています。

また昨今は、歯科衛生士が大変採用しにくくなっており、それに加え、世間的にも景気が回復してきたことから、歯科助手候補の方々が一般企業に流れているという現状もあり、まさしく人材確保が今後医院経営の急務と考えます。

そこで本書では、チームメンバー（当院ではスタッフのことをチームメンバーと呼んでいます）の中でも、とりわけ「歯科助手」にスポットライトを当て、歯科助手に働きがい・喜びを与えるような処遇・役割を用意し、医院の活性化につながる方策を考えていきたいと思います。

歯科医院の構成は、院長である歯科医師の下に、勤務医・歯科衛生士・歯科技工士・歯科助手（アシスタント・受付・事務・秘書）など、数名から十数名のチームメンバーがいるのが一般的といえます。

この中で、歯科医師・歯科衛生士・歯科技工士は国家資格の保有者ですが、歯科助手はライセンスを持っていません。そのため、医院内での処遇は非常に悪く、夢のない職場に甘んじている、という声を聞きます。

ところが、一般の企業から中途採用で歯科医院にきた人の中には、歯科はまったくの未経験だが、他の専門的な分野に長けている、たとえばパソコンに精通していたり、英会話が得意であったり、接遇面で素晴らしい能力を有している人がいます。

歯科のライセンスを持っていなくても、他業種・他業界でしっかり訓練されてきた人の多くは、社会人として必要な知識・マナーを身につけています。その上、他業種のライセンスを取得しようと努力したり、またはすでに取得されている人もおり、非常に高い責任感と能力を持っています。

これからは、そうした人たちが、どんどん歯科界の中で活躍したいと思うような環境を歯科医院がつくっていき、ライセンスのない歯科助手が歯科業界の底上げの主役にもなってもらいたいと考えていました。

そんな折りに、タイミング良くクインテッセンス出版㈱『歯科医院経営』編集長の村岡広介氏より「歯科助手のための歯科助手をやる気にさせる本」の執筆依頼を受けました。私自身も院長として、歯科助手のために夢のある舞台づくりの施策を実現させたいと思っていたところでしたので、快諾した次第です。

ちなみに当院では、歯科助手のために、「インフォームドカウンセラー」と「クオリティーマネージャー」という二つの役職・舞台を用意し、従来の歯科医院の組織を超えた、新しい歯科医院の組織づくりを実施し、大きな成果を上げています。

本書が読者の方々の職場で働く歯科助手のやりがいの向上のみならずチームメンバー全員、そして、医院全体の活性化につながる一助になれば幸いです。

2007年6月10日

医療法人誠仁会　りょうき歯科クリニック理事長

領木　誠一

●もくじ

イラスト：伊藤　典

第1章

歯科界・歯科医院組織の現況

1 歯科助手に夢とやりがいを！

ライセンスのない歯科助手の医院における主な業務は、受付・診療補助（以下アシスタント）・医療事務の３つに大別されます。

待遇面をみると、初任給は、ライセンス保有者である歯科医師・歯科衛生士・歯科技工士よりも低めに設定されているのが一般的です。

(1) 受付事務

たとえば、受付業務についてみると、初級者は患者様の保険証をお預かりしてカルテを作成したり、窓口で会計をしたり、電話応対をするなどが基本的な業務となります。しかし、高いスキルを身につけているベテラン（上級者）歯科助手になると、医院の司令塔の役割をこなしています。受付の上級者に対して、私は空港管制官のようなイメージをもっています。

患者様が来院されてから、待合室内に何分待っておられるのかを把握し、診療室内のチームメンバーから各チェアの診療進行状況の情報を収集し、待合室で待っている患者様に「お待たせして申し訳ございません。あと、何分で診療室に入っていただけますので、もうしばらくお待ちいただけますか？」と、患者様の様子をうかがいながらお声がけができます。

一方、診療室内に対しては、チームメンバーに「○時のご予約の○○様が、○○分も待合室で待っておられますので、なるべく早く診療室内に入れるようにお願いします」と、さりげなく紙に書いて伝達してくれたりします。

患者様の当日キャンセルに対しても、急患をうまくその予約枠に誘導して、診療室チェアの稼働率をあげることも自然にできています。

さらに、患者様の家族構成を把握していて、受付窓口で「○○さん、最近おばあちゃんの○○さんの顔を見ないけれど、入れ歯の調子はいかがですか？」とか「○○さん、息子さんの○○君、今年大学入学おめでとうございます」など、顧客（患者様）データをしっかり収集していて、おもてなしのある会話ができます。

このように、待合室の状況や診療室内の状況を的確に把握し、適切な対応ができる上に、「患者様の情報のことなら、受付である私に任せてください」といえるような歯科助手がいれば、どれだけ医院にとって貴重な存在であるかは、院長先生ならおわかりいただけるでしょう。

歯科助手の仕事

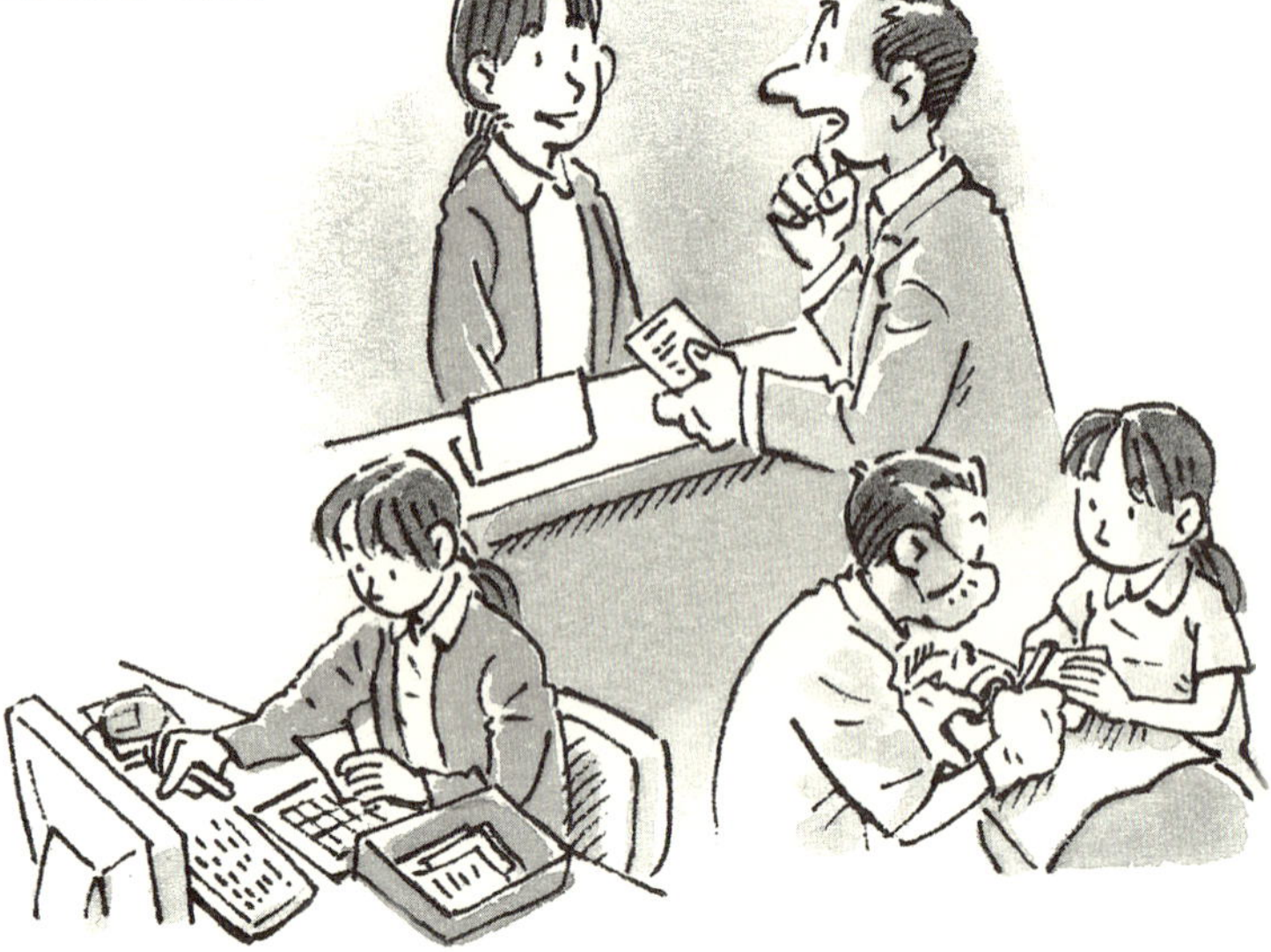

(2) 診療アシスタント業務

診療アシスタント業務も同じです。

初級者はバキュームを入れ排唾をし、印象材やセメントを練ったり、石膏を印象材に盛ったりと、術者の指示の下で行います。

上級者になると、術者である歯科医師に、まずほとんど指示をいわせなくなります。なぜなら、次に何をしなければならないのかを先読みできるので、「ライトを合わせてください」「バキュームをお願いします」「エアーをミラーにかけてください」「エアーで乾燥してください」などの言葉（指示）を術者が発しなくとも、自動的に歯科助手がアシストしてくれるのです。

また、その日にどのような治療をする

のかを事前に把握しており、完璧なまでに準備物が整えられているため、術者である院長や歯科医師が精神的に癒され、治療そのものに専念できます。

治療中に患者様に対して「お声がけ」も必要です。「○○さん大丈夫ですか、お痛みがあれば左手をあげてください」といったお声がけ、診療チェアでお待ちいただいている患者様――お子様や高齢者の方、お勤めの方、主婦の方などに、その年齢を問わず会話ができるのも優れた能力ですし、また専門性の高いインプラントの手術時のアシスタントもできる歯科助手もいます。

当院では、上級者の中でも、こうしたすべての能力が高い歯科助手をスーパーアシスタントと呼んでいます。

(3)　医療事務

医療事務については、初級者であればレセプトの発送をはじめ、患者様への定期健診や治療が中断になったことをお知らせするハガキやパンフレットの作成、メールのやりとりなどがほとんどです。一般的に医療事務というと、レセプト業務のことを指す医院も多いと思います。

私のイメージする医療事務の上級者とは、まず字がきれいなこと、文章作成能力があること、そして業務スピードが速いことがベースです。レセプト業務に限っていうと、レセプト用紙に記入されていることを把握し、矛盾がないかをチェックできる能力を持っている方を上級者とイメージします。

当院では患者様満足度指標として、定期検診率、紹介率、中断率、キャンセル率、自費（保険外）と保険診療の治療費の比率（以下、自費率）を、担当医師、歯科衛生士の個別と医院全体とをデータ化しております。それらのデータや数字をより見やすくできる能力も、上級者には求められてます。

以上、私なりに歯科助手の3つの業務における上級者としての理想像をイメージしました。このような歯科助手は、医院にとっては大変貴重な存在となります。

自分たちが院内で正しく評価され、給与や賞与もライセンス保有者と同等かまたはそれ以上であり、そして何よりも役割が任せられて、自分の存在意義を医院（職場）になくてはならないものとして感じることができれば、歯科助手としてのやりがいにつながるのではないかと思います。

2 歯科医院で求められるスキルとは

(1) それぞれにプロフェッショナルを目指す

スペシャリストというのはその分野に長けている人、プロフェッショナルとは、そのスペシャリティ（専門分野）で時間単価の高い人です。

ところで、プロを目指すには、マネジメント能力も欠かせません。ここでいうマネジメント能力とは、目標を設定し、計画し、検討し、実行できる能力です。この能力がないと、舞台で活躍するには限界がありますし、自立できません。自立ができないと、結局「やらされている」意識が芽生えてきてしまい、元の木阿弥となってしまいます。

歯科助手が働きがいの持てる舞台づくりまでは、マンツーマンで面倒を見ますが、あとは個人個人で自立してもらうことになります。そのチームメンバー自身の力で、スキルをアップしていくしかありません。

目標さえ明確になれば、その先は院長が関与しなくとも、頑張ることができますから。もっとも最初は、目標は高いものではなく、すぐに到達できるものを用意すべきです。小さな舞台です。そういった舞台で主役を演じる経験をしていくと、次はちょっと時間のか

図表1　チームメンバーに求められる3つのスキル

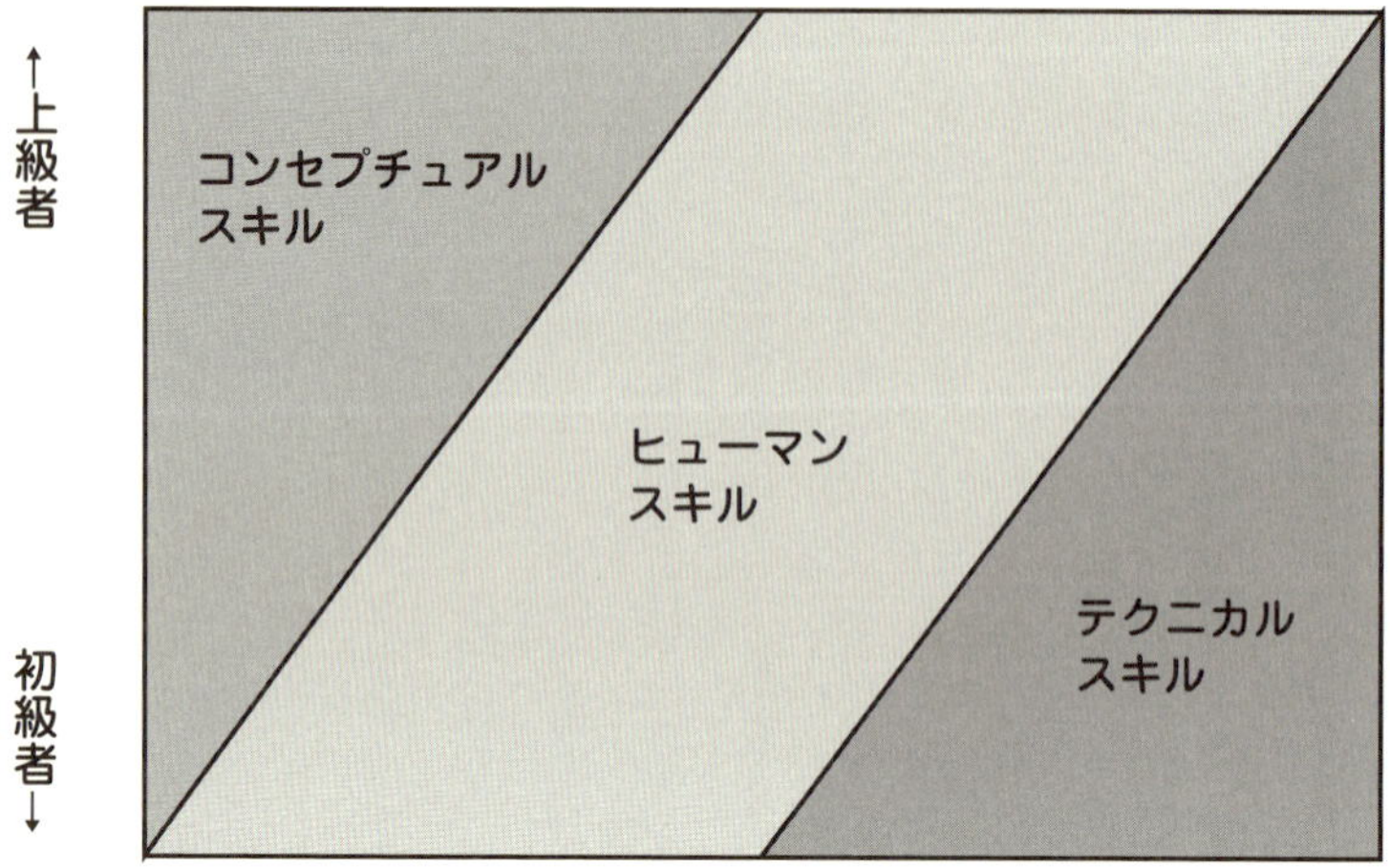

かる舞台にもチャレンジすることができます。一歩一歩違った舞台に上っていくということです。

　私はよくチームメンバーに「院長は舞台のプロデューサー。あなたがスターなのだ」といっています。小さな成功体験を積み重ねたチームメンバーは、黙っていても自分自身のために残業をし、休みのときにも勉強を始めます。

　それは、そのチームメンバーにとって苦になっていないからです。つまり「いわれてやっていない」「やらされていない」のです。

(2)　求められる3つのスキル

　「図表1」は、チームメンバーに求められるスキルを集約させたもので、「テクニカルスキル」「ヒューマンスキル」「コンセプチュアルスキル」の3つからなっています。

その人の仕事の内容・役職によって、この3つのスキルのウエイトは異なります。たとえば初級者なら、テクニカルスキルやヒューマンスキルのウエイトが大きく、コンセプチュアルスキルを求めていません。ベテランになるほど、コンセプチュアルスキルのウエイトが広がり、テクニカルスキルが先細りになっています。これは、臨床現場では難症例のみ手がけ、簡単な症例は新人にまかせなさいということを示しています。

では、この3つのスキルとはどんな能力でしょうか。

簡単にいえば、**テクニカルスキル**は専門家としての技術力およびコミュニケーション能力です。

歯科医師なら医療技術そのものです。歯科衛生士なら診療補助業務やスケーリングやPMTCができる、歯科助手なら診療補助業務、受付業務でのコミュニケーションテクニックやパソコン業務ができるといったことが上げられます。

ヒューマンスキルは自己マネジメント力です。マネジメントの意味は非常に幅広いものですが、患者様の応対やサービスとは何か、仕事に対する姿勢とはどうあらねばならないか、その仕事はいつまで、どんな方法で……といったことがわかることです。そして、

〝なぜ自分はこの仕事をしているのだろうか〟ということを明確にする能力といえるでしょう。

このヒューマンスキルは、人間力を高めるという側面もありますが、こうした自己マネジメントの一つひとつの要素を身につけることによって、人間力は自ずと上がってきます。これは、全チームメンバーにおいて必要なスキルです。仕事の内容は違っても、同じウエイトで、常に勉強し、高めていかなければいけません。

コンセプチュアルスキルは、その名のとおり、院長の代わりに医院のコンセプト・理念を伝えることができるスキルです。

たとえば歯科医師ならば、治療計画を伝える能力から始まり、患者様から十分なインフォームドコンセントを得る力、そして、ベテランになるほど医院の理念にもとづいて一人ひとりの能力を引き出し、医院が目指す方向にチームメンバーを導くことができる能力も、コンセプチュアルスキルに含まれるでしょう。

ここでコンセプチュアルスキルのキーワードとなるのは、リーダーシップです。また、図の中央に縦線を入れると、右側がメディカルマインド、左側がビジネスマインドを養うことを示しています（図表6、53ページ参照）。

3 ビジネスマインドの高い人材こそ必要！

従来の歯科医院は、黙っていても患者様がやってきたので、〝来院された患者様〟を診るだけで事足りていました。したがって、チームメンバーもヒューマンスキルはそれほど求められていませんでした。

しかし、これからの歯科医院は、多くの知識と情報をもった患者様が来院してきますから、ヒューマンスキルやテクニカルスキル（図表1参照）を意識して、バランスの取れた対応をしていかなければなりません。

現在のところ、歯科大学や歯科衛生士・歯科技工士専門学校では、テクニカルスキルを教えるプログラムは充実していても、それ以外のヒューマンスキルやコンセプチュアルスキルはあまり教えてもらう機会がないのが現実です。

ですから、勤務医を募集して歯科医師の面接をするときでも、たとえば履歴書の書き方が間違っていたり、ネクタイを締めてこなかったりと、一般の常識では認められないようなことをしばしば目にします。こうした歯科医師の風体を、他業界で社会人としてのあり方を経験している受付の歯科助手が見れば、「あれがドクターですか？」と思うのも無理

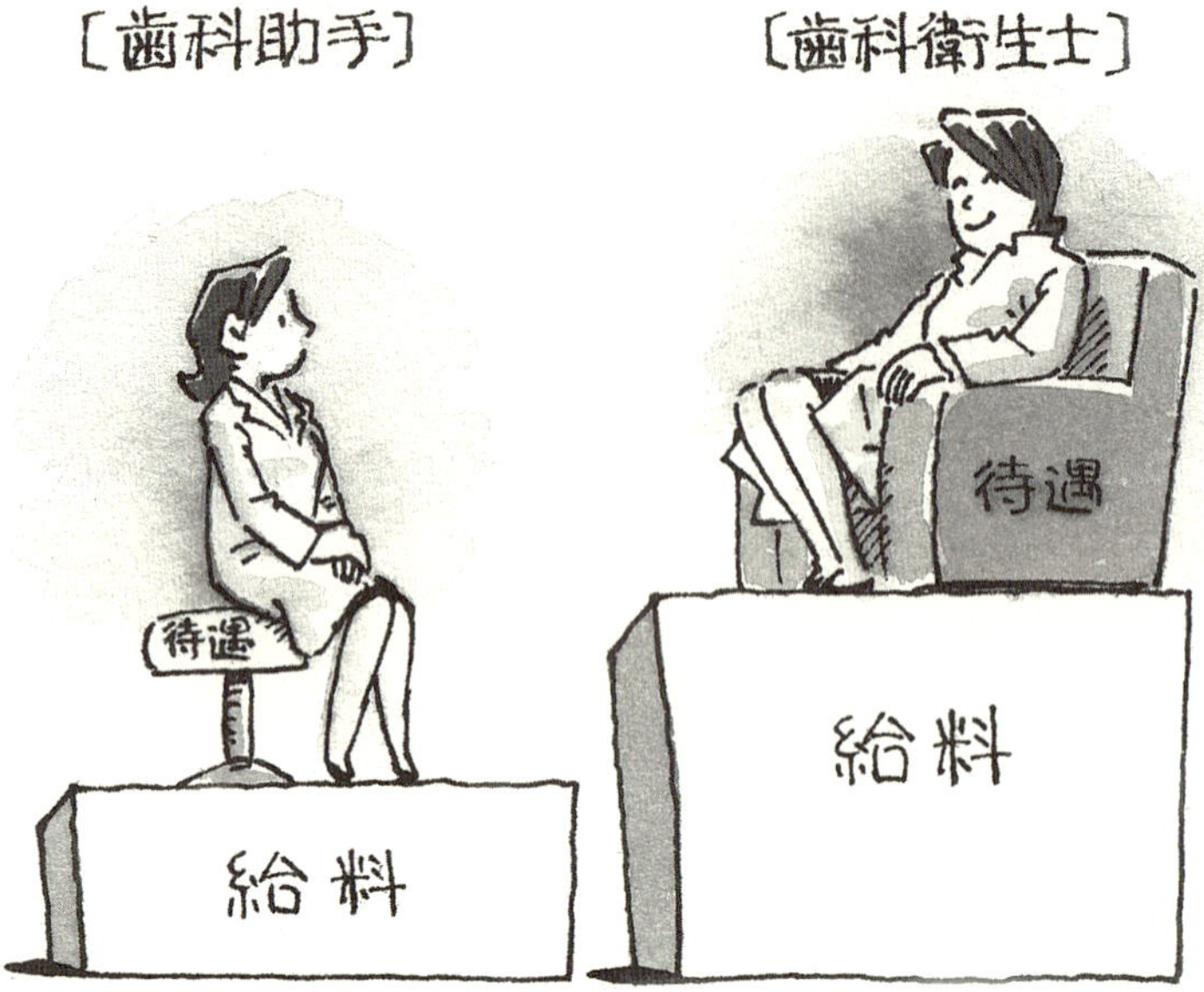

からぬところです。

とくに、私の医院のある大阪では、歯科衛生士が非常に不足していて、そのことを歯科衛生士自身も知っているので「いつでも就職できる」「イヤだったらいつでも辞める」と、就職・仕事そのものを、割合気楽に受け止めている節があるようです。そのため、仕事に対する責任感が低く感じられる人が結構います。そういった気持ちでは、歯科医療人としてどうかと心配です。

一方、歯科助手はそういう状況にないので、世間の一般的な求職者感覚をもっている人が多く見受けられます。しかし、仕事に対する責任感の高い歯科助手であっても、ライセンスを持っていないことによって、給与面を含めて一番低い評価をされてしまうので、だんだんに仕事に魅力を失い、歯科界を離れていってしまうのが現状です。

言い方は悪いのですが、結果的には責任感の低い歯科助手が残ってしまう可能性が非常に高い業界である、といえるのです。

歯科界全体のことは別にして、個人的な立場で考えると、院長のほとんどは「いい人材がほしい」と口をそろえていいます。ただ、そこには「いい人材とは何か」という明確な定義づけがありません。たとえば、それは即戦力になるかどうかということかもしれません。この「即戦力になる」というのも、おそらく即戦力＝テクニカルスキルに関するものでしょう。

前述のように、これまではヒューマンスキルやビジネスマインドがなくとも、テクニカルスキルさえあれば、歯科界では評価されていました。

ところが、少しずつ時代も変わってきて、テクニカルスキルにプラスして、ヒューマンスキル、すなわち人間力とでも呼ぶべきものを高めることが求められます。テクニカルスキルだけでは生き残れない、評価されない時代に入っているのです。それに気がついていない人が多いのですが、一部の先生やチームメンバーはすでに意識を高めて、歯科界の中でも浸透しつつあるようです。

4 主役となれる舞台づくり、適切な評価を！

では、歯科助手として、優秀な人材を採用するには、どうしたらいいのでしょうか。それには、やはり適切な評価をするための評価システムがなければならないでしょう。しかも、適切な業務が与えられていなければなりません。

つまり、適切な評価とは、具体的にはその歯科助手に任せる「舞台」を、歯科医院の中につくってあげることが先決です。その舞台で、彼女たちが主役を演じることによって、他のチームメンバーにも「さすがだな」と思ってもらえる環境がなければ、真の価値にはならないのではないでしょうか。そうした舞台がないと、彼女らはいつまでたっても何をやってよいのかわからず、結局は、今と同じ脇役的役割に甘んじてしまう可能性が高くなります。

私どもの医院では歯科助手をデンタルマネージャーと呼び、受付、医療事務、秘書業務以外に「インフォームドカウンセラー」と「クオリティーマネージャー」という二つの役職（第4章参照）を設けていますが、これに近いポジションを歯科助手に持たせている医院も出てきているようです。

5 歯科助手がリーダーとして活躍する！

よく「歯科助手」と「歯科アシスタント」が言葉として混同されて使われていますが、歯科衛生士にもアシスタントとしての仕事はあります。もっとも、一般の患者様は「歯科衛生士」といっても、歯科助手、受付の仕事とあまり変わらない仕事だろうと考えている方がまだ結構います。

そもそも歯科医院では「歯科助手」という言葉は、「ライセンスを持っていない」との意味でそう呼んでいるのであって、役割分担の中で歯科助手以外でもその能力がある人、つまり勤務医や歯科衛生士にインフォームドカウンセラーやクオリティーマネージャーを担当してもらってもよいと思います。

ただ、歯科のライセンスを持っている人は、そのライセンスの仕事になるべく専念したいという思いがありますので、そうしたカウンセリングや品質管理の仕事は、できればそれ以外の方にやってほしいというのが、おおむねライセンス保持者の総意になるのではないでしょうか。

ですから、歯科助手にテクニカルスキルとヒューマンスキル、なおかつコンセプチュアルスキルが身につけば、リーダーとして活躍する場が与えられ、その活躍に大いに期待できるのです。

こうした考え方は、歯科医院では今まで多くの人が持っていなかったか、持っていたとしても、なかなか表面に出てきませんでした。結局、歯科助手そのものが評価されないままにいたのです。

しかし依然として、チームメンバーの給与は、歯科医師→歯科技工士・歯科衛生士→歯科助手という順番であり、歯科医院の組織の中で、歯科助手の給与は常に一番下の部分に位置しています。これでは、いい人材が歯科の業界に流入するわけがありません。

ただ、この序列が今後も変わらないかというと、そんなことはありません。勤務医くらいの給料を、歯科助手が得てもいいと思います。

たとえば医科の世界では、総婦長や事務長がけっこう大きな権限を持っています。年収もそれなりに保証されていて、新人の医師が総婦長の目を非常に気にしながら勤務しているという側面もあります。そういった仕組み・考え方は、歯科の中でも導入できる部分もあるのではないでしょうか。

6 歯科業界に他業種の人材が魅力を感じるか！

現状では、ライセンスだけで序列が決められていて、ライセンス以外の能力は表立って評価されてきませんでした。ライセンスがなくても、違う舞台が用意されていれば、当然仕事はできますし、それ以上のことも、歯科医院にフィードバックされるはずです。

もし、歯科医院に評価システムが確立されていて、きちっとした舞台があれば、たとえば一般企業の重役秘書や、ホテルの受付、航空会社の客室乗務員等の経験のある人などが歯科業界に目を向けてきます。そして「歯科医院でも、こういう評価をしていただけるんだ」という構図がわかってくると、責任感の高いキャリアを持った人がどんどん歯科界に入ってきて、歯科医院が間違いなく活性化します。

そういった人たちによって、歯科医院に他業種の風が吹き込まれれば、仕事の姿勢も含めて、チームメンバー全体が変わることが期待できます。また、そうした人たちが活躍できる舞台をつくってあげることが、院長の重要な役割でもあります。歯科界に何のライセンスも持っていない人がきて、新しい職業分野を開拓することは大変ですが、院長がその舞台さえつくれば、大いに可能性があります。

7 歯科助手がより脚光を浴びるために……

今までのように、歯科助手の地位が常に一番低い位置のままでは、いくら声を大きくして「いい人材がほしい」といっても、それはなかなか難しい問題です。

仮にいい人材がきたとしても、いずれモチベーションは下がり、愛想づかしにあうのが関の山です。本書のネライは、この歯科医院の階層に、思い切ってメスを入れることにあります。

もちろん、ライセンスを持っている人が役に立たない、頑張っていないという意味ではまったくありません。ただ歯科助手は、これまで脚光を浴びてきませんでしたし、当院の歯科助手からも「私たちはライセンスを持っていないことで、これまで何度か悔しい思いをしてきた」という話を聞いてきたからです。

たとえば、歯科助手として数年間勤めていても、新人の歯科衛生士が入ってくると、ほとんどその人と給料が変わらないのです。

歯科衛生士専門学校を出た新卒の人の多くは「いつ辞めても、いつでも別の就職口はある」という考えを持っている人が多いようですが、そうした人と、一般企業にも数年間勤務した経験がある方とを比べれば、仕事に対してのモチベーションが明らかに違うことがわかります。にもかかわらず、似たような給料であったり、新卒の歯科衛生士のほうが高かったりすれば、やる気をなくして当然です。

もちろん、給料の高い安いだけをモチベーションに働いているわけではなく、やりがいも非常に大きな要素です。そのやりがいを持てるような役割分担もまた、歯科助手は、今まで与えられてこなかったのではないでしょうか。

前述したように、歯科助手の業務を大きく分けると、受付業務・医療事務（レセプト業務など含む）、アシスタント業務などがあります。とくにアシスタント業務は、歯科衛生士と比べると「やってはいけないこと」が多く、仕事は限られています。

ですから、歯科医師側にしてみれば、診療中は歯科衛生士と歯科助手のどちらに付いてもらいたいかといえば、歯科衛生士のほうが仕事の業務範囲が広いので、楽なのは確かです。ちょっと横についてもらいたいときに、歯科衛生士と歯科助手がいれば、つい歯科衛生士を先に呼んでしまいがちです。

そうした私たちの知らず知らずの行動が、ひょっとしたら歯科助手の心を傷つけ、モチベーションを下げていたのかもしれません。しかし、同じ舞台で仕事をすることに問題があるのであって、違う舞台で仕事をしてもらい、評価していけば、自ずと違う結果が生じるはずです。

8 医院の哲学・理念・ビジョンを掲げ浸透させる！

何よりも大切なことは、まず医院の目指している方向や、院長としてこれから何をやりたいかという医院の哲学・理念・ビジョンを、チームメンバーに語りかけることです。チームメンバーの人数が5人であろうが、50人であろうが、規模に関係なく、また開業地が都市部であろうが、地方であろうが、場所に関係なく、院長の年齢が若かろうが、高齢であろうが、男性であろうが、女性であろうが、年齢・性別に関係なく、今後の医院（職場）のあるべき姿を語るべきだと思います。それが、その医院に従事しているチームメンバー（歯科助手・歯科衛生士・歯科技工士・歯科医師）が、自分は何をすれば評価されるかを理解し、納得することにつながっていくのです。

「町の小さなクリニックが、哲学や理念・ビジョンなどを明文化する必要があるの？」という声も歯科界の中からは少なからず聞こえてきます。しかし、私は本書の主旨である「歯科助手に夢とやりがいを！」を何から始めるのかと質問されると、まずは哲学・理念・ビジョンを明文化し、歯科助手のみならず、全チームメンバーにそれを語ることが先決だと思っています。

図表２　ビジョンセミナー風景

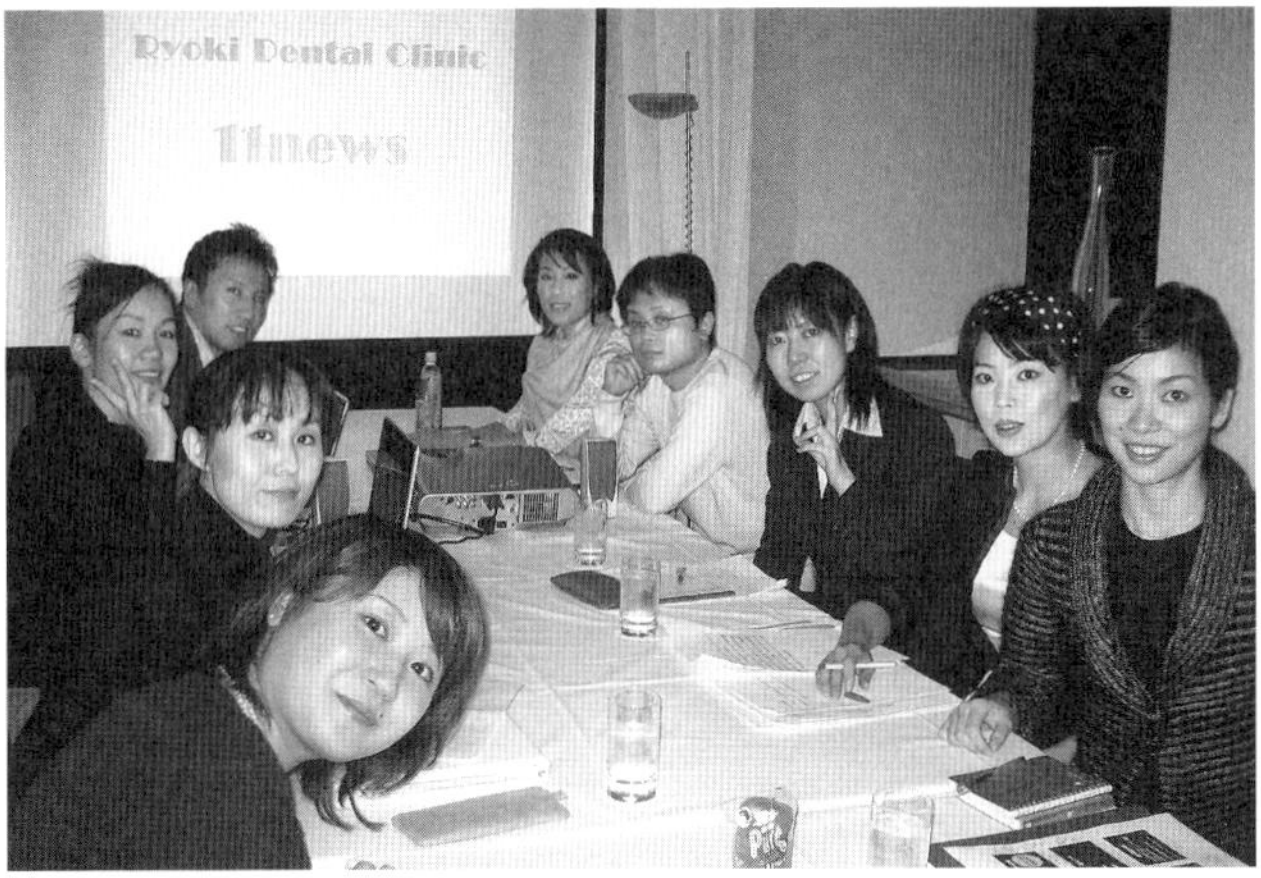

もちろん、これらを浸透させるのは確かに大変なことで、私自身も毎日努力しているところです。たとえば当院では、月に1回の院長またはチームメンバー主催のビジョンセミナーを実施しています。また新人チームメンバーの教育の一番最初に教えることは、この哲学・理念・ビジョンであり、院長の右腕になってくれそうなベテランチームメンバーには、マンツーマンで語り合ったりしています。

とりたてて特別なことをしているわけではなく、ごく当たり前のようですが、この当たり前のことが当院でもなかなかできていなかったと思っています。ぜひとも、本書をお読みの院長先生方や管理職、あるいはリーダー的役割を担っているチームメンバーの方々には、この点をとくにご理解いただきたいのです（医院の理念については、第3章59～64ページを参照）。

第2章

歯科医院でのチームメンバーの役割

1 求められるチームメンバー像（院長から見た）

歯科助手に限らず、チームメンバーにも新人からベテランまで層があります。私は、それを次のように5つに分類して、それぞれに求められる能力というものを考えています。

●**ベーシックスキル**（新人）……目の前にある仕事を効率よくこなす。

●**プレミディアムスキル**（1～2年目）……後輩を教え育てる。よく混同されがちですが、「教えること」と「育てること」は違います。教えただけではダメで、育てなければいけません。

●**ミディアムスキル**（3年以上）…チームをまとめ、リーダーシップをとることを意識する立場です。

●**アッパースキル**（3～5年目）……システムをつくる。これは、必ずしも1人でつくるのではなく、同僚・後輩も組み入れて行わなくてはなりません。時には専門とする業務の枠を超えて、たとえば歯科衛生士であれば、勤務医や歯科技工士に参加してもらって、システムをつくらなければならない場面もあるでしょう。そうした中で、プ

図表3　**りょうき歯科のスキル5分類**

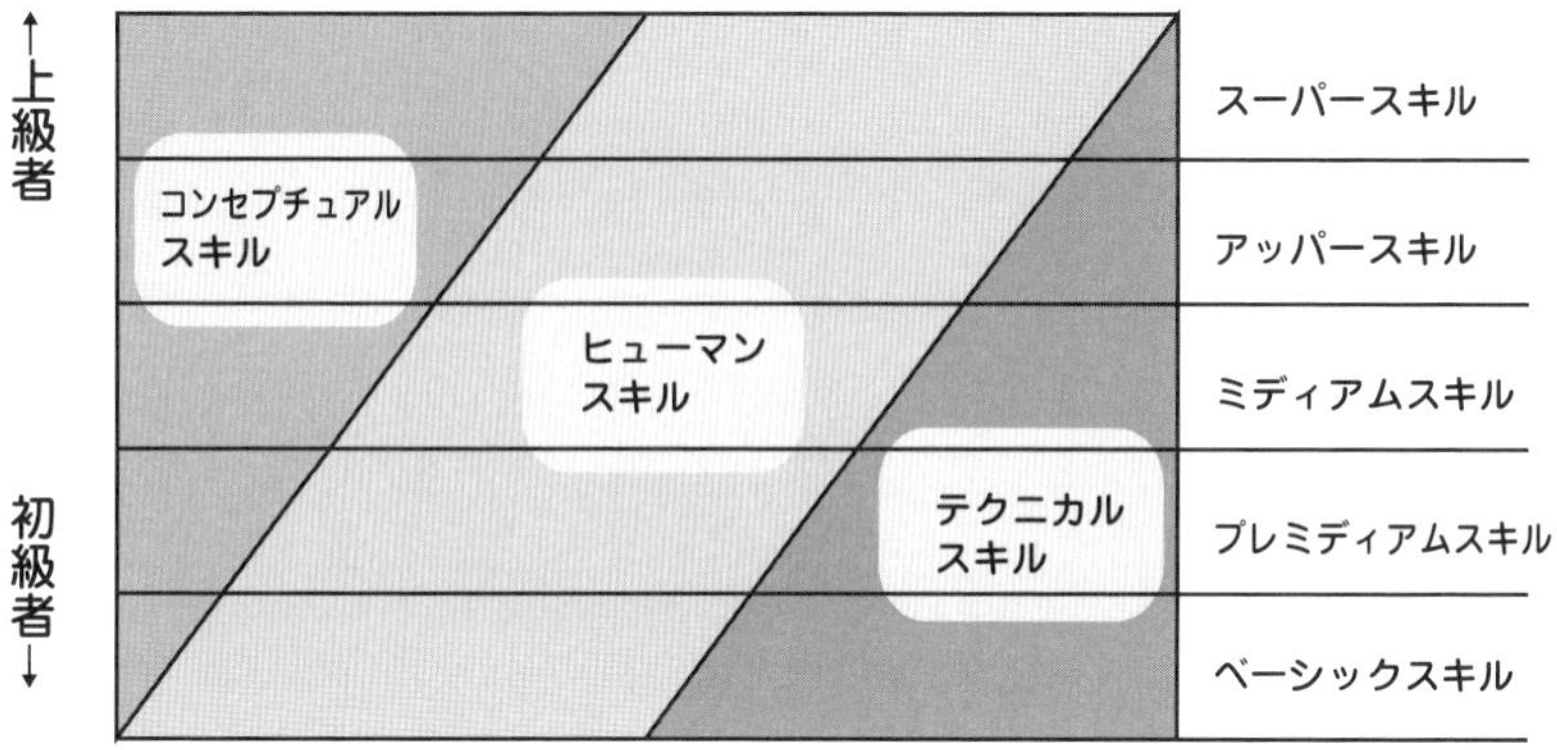

ロジェクトリーダーを任せられるくらいになることが求められます。

●スーパースキル（5年以上）……院長の代わりに理念を語れる、チームメンバー一人ひとりの良いところを引き出す、医院の目標に向かって組織力を引き上げる……など、ワンランク上の能力が求められます。

　それぞれの年数はあくまで目安で、チームメンバー個々人や医院によっても違いますが、おおむね以上のように当院では区分けしております。

　この5つのスキルを、前述の3つのスキル（図表1）と重ね合わせると、それぞれのスキルがオーバーラップして理解しやすいでしょう。

図表4　今までの歯科助手

院内における地位	●ライセンス保持者に従属 ●いつでも取り替えられる ●賃金レベルも低い
仕事の内容	●歯科アシスタント業務 ●受付 ●会計事務
求められる能力	●基本的歯科補助業務をこなせる ●受付での応対，保険証・カルテの扱いが適切 ●保険請求・会計事務能力
期待される役割	●指示されたことを，間違いなくすすめる ……従順 ●患者さんに笑顔で接する ……明るさだけでよかった

図表５　**これからの歯科助手**

院内における地位	●自立したポジションを確立し，業務効果においてはライセンスの有無にかかわらず，指導的および中枢的業務（経営管理等）を担う。 ●ライセンス所有者の上位に位置することも。 ●賃金レベルは，ライセンスの有無ではなく，結果に準ずるため，高収入の可能性あり。
仕事の内容	●歯科助手から歯科マネージャー ●受付から診療所の司令塔としてクリニックのオペレーター ●患者様とクリニックの架け橋的業務，予防の重要性を説明できる，自費診療・治療費の契約もできる（インフォームドカウンセラー） ●院内の中での問題改善を行う（クオリティーマネージャー）
求められる能力	●コミュニケーション能力（チームメンバーまたは患者様を対象としたカウンセラーとして） ●ビジネスマナー能力（応対・接遇） ●パソコンを使いこなすスキル（院外広報のためのマーケティング業務） ●統率力（リーダーシップを発揮して，女性チームメンバーの主任的役割を果たす）
期待される役割	●患者様のみならず，診療介助業務においてドクターも癒される→癒しの役割 ●受付では診療所の顔であり，司令塔にもなる →患者様情報をチームメンバーの中で一番把握しているし，院内の状況も把握しやすい ●ビジネスマインドが高い →とくに異業種からの入社は，院長の右腕にもなる ●職人ではなく社会人としてのチームメンバー教育ができる指導者

2 求められる職場環境（チームメンバーから見た）

チームメンバーが期待する職場環境とは、

①適正な評価

②働きがい・やりがい

③力を発揮できる場＝舞台

の3点です。つまり、公平で適切な評価システムがあって、適正に評価してほしいという願いであり、やりがいのある仕事に取り組みたい、自分の能力を発揮できる場がほしいということです。

個々のチームメンバー同士を考えれば「良好な人間関係」も、職場環境としては大きな要素となります。院内がいつもギスギスした雰囲気では、働く意欲がわきません。意地の悪い先輩がいたのでは、すぐ辞めてしまいます。

新人チームメンバーが入社後あまり指導もされず、毎日何をやってよいのかわからず悩むことがあったとします。職場環境として、誰が・何を・どのように指導するのか、教育システムができており、指導担当者が一人前になるまで、丁寧に責任を持って育てるといった新人教育の環境ができていれば、新人チームメンバーが安心して、充実感のある日々を過ごすことができるはずです。

新人チームメンバーがミスを起こしたとき、自分の無力さに悔し涙を流すことがあっても、先輩が問題や悩みに対し、意見を述べる・相談に乗るという職場環境があれば、信頼できる人間関係づくりができます。

仕事は、院内の誰かのために、誰かからいわれてやるものではありません。基本的には自分のためにやっているのです。診療所のために、院長のためにといった、やらされている感があれば長続きはしません。

喜びとやる気を生み出す公平で適切な評価システム、そして何よりも医院の哲学・ビジョンが職場環境にあれば、自然に高い目標を持ち、誰もが主役になれる医院環境ができてくるでしょう。

院内での院長との信頼関係、チームメンバー同士の信頼関係、仕事そのものから得られる充実感――これらは、働くものにとって、きわめて大切な要素であり、ベースにそうしたものがあるからこそ、患者様の役に立つ役割を全うできるのではないでしょうか。

3 性格・タイプによる適材適所の活用を！

歯科医院は医療という崇高な仕事をするところです。それだけに、院長や中間管理職（副院長・女性チームメンバーの主任など）がお互いに話し合って、チームメンバーの性格やタイプを聞きながら、適材適所で仕事をしてもらう必要があります。

一般的には、院長1人にチームメンバーが4人程度といった規模の医院が多いので、その場合は院長自身がチームメンバーの性格やタイプを見ることになりますが、医院の規模が中規模・大規模になると、チームメンバーを把握していく上で、院長と中間管理職の話し合いは欠かせません。

たとえば、誰と誰を組ませて、誰と誰は組ませないようにしたほうがいいのか……といったことは、どの医院でもあることでしょう。個々のチームメンバーの性格・タイプを知ることは、院長にとって重要な仕事のひとつなのです。

この組み合わせを間違うと、治療行為がスムーズにいかない、ギスギスした関係が患者様を不安にさせる、あるいは大きな医療トラブルを生じさせるなど、思いがけない結果を招きかねないからです。

ここで適材適所という表現をしたのは、そもそも歯科助手にどのような仕事をしてもらいたいかということが、明確になっていないとダメだからです。

たとえば、広報担当のような仕事を用意して、患者様に対するＰＲその他一切や、リコールなどを１人の歯科助手に任せて、リコール率（定期検診率）を上げることを目標にし、数値も明確にした上で活動してもらうのも一案です。成果がでればモチベーションも高まることでしょう。

モチベーションが高まれば、集患・集客のアイデアを考え、いろいろな工夫をし、実行するようになります。その結果、評価が高くなる→医院の売上げが上がり、ますますそのチームメンバーはやりがいを感じる→他のチームメンバーの見方が変わる→さらに工夫を重ねる→売上げがさらにアップする……といった好循環が形成されます。

ただ注意しなければならないことは、そうした舞台とチームメンバーの能力・性格をどう結びつけていくかが重要です。その仕事にふさわしい能力がない、才能のない人に、いくら素晴らしい舞台を与えても、ミスマッチになってうまく機能しませんし、かえって支障をきたすことが多くなってしまいます。

そこの見極めが、チームメンバーを雇用する院長としてのマネジメント能力の有無につながってくることを、私自身も肝に銘じております。

4 〝コーチング〟でチームメンバーの力を引き出す

(1) 能力を引き出すには……

では、用意した舞台にマッチしたチームメンバーを、どうやって選べばよいのでしょうか。どうやってチームメンバーの能力を引き出せばよいのでしょうか。

そのために、私はよく〝コーチング〟と〝カウンセリング〟という技法を使っています。〝コーチング〟は、深層心理を含めたその人の力を引き出そうとする方法で、使い慣れると大変便利な技法です。

〝コーチング〟とは「相手の良いところを伸ばし、成長させることができるスキルであり、教えるよりも気づかせ、本人をその気にさせる」ことに主眼があります。このコーチング手法を私流にアレンジし、カウンセリング手法とミックスして使っています。

たとえば、チームメンバーに対して次の4つの質問をします。

①あなたが心の底からしたいと思っていることは何ですか？
②あなたがこの職場にきて、親に誇れることはなんですか？

③あなたは、この仕事を通して、社会にどういう使命を果たしていますか？
④今までの人生で味わった、充実感・達成感は何でしょうか？（プライベートでも）

すると、①の質問をされたときからチームメンバーは「えっ？」という顔をします。そんなことは考えたこともなかった、という反応です。「単純な質問だけれども、急に聞かれるとどうもわからない。自分が本当にしたいことって何だろう」と、そこではじめて考えこみます。

②や③の質問も同様に「親に誇れること……何だろう？」「そもそも何で私はここにいるんだろう？」と考え、④の質問くらいになって、ようやく趣旨がわかってきます。

充実感と達成感を味わうためには、やりたいことをやっていなければなりません。そこで①に気がつきます。また、そのやりたいことが、顧客や患者様の喜ぶものであれば、その充実感と達成感はさらに加速します。そうした小さな成功体験が、②親に誇れることにつながっていくのです。

こうした質問は、チームメンバーが「自分探し」をするための方法だといえます。ほとんどの人は、自分というものをわかっているつもりが、実はよくわかっていないものです。これは「わからない」というよりは、そういうことにこれまで思いを馳せなかっただけなのです。思いを馳せなくても、出勤してタイムカードを押し、帰るときにまた押せば、それで1日は終わっていきます。

以前に読んだ大脳生理学の本によると、人間は脳の3%だけしか働かさなくても、日常生活が送れると書いてありました。ということは、97%が眠っているわけです。

そこへ、先ほどの質問を投げかけると、眠っていた思考回路がつながります。

「私って何を手に入れたいのだろう?」

「私って何者なの?」

という自分への問いかけを続けると、4%、5%と脳が働き出してきます。そして、脳細胞をどんどん活性化して、それが50%まで達すれば、歴史に名前を残すかもしれません(レオナルド・ダビンチの脳でも、50%しか働いていなかったそうです)。

いずれにしても、脳を活性化させると、これまで自分が考えなかったことを考え出します。自分の存在意味、自分の存在価値を整理していくわけですから、同じ1日の過ごし方がガラッと変わってきます。

第三者から見れば、最初は行動がそれほど変わったようには見えませんが、数ヵ月すると、そのチームメンバー自身の発言や行動が変わってくるのが、周囲にも、自分自身でもわかるようになります。

そして、それまでモヤモヤとしていた〝やりたいこと〟が明確になり、できるようになってきます。そのように明らかな変化が生まれると、助けてくれる人、協力者も不思議と出てくるものです。

(2) カウンセリングで〝何をやりたいのか〟を引き出す

この質問によって、チームメンバーのタイプが明確になってきます。それに合わせて、その人が活躍できる舞台をつくっていくのです。

「こういうことをやりたい」と院長自身がいって、「そのために、あなたはこれをやってくれ」と指示しても、あまりうまくいきません。チームメンバーを知るためのカウンセリングが、まず必要なのです。

カウンセリングの際は、現在の話だけをするのではなく、その人の過去の経験・体験、そして未来に対する希望などについて話をすること。つまり、そのチームメンバーの過去・現在・未来を追求して話を引き出せば、本当は何をしたいのかがわかってきます。その本当にしたいことに合った舞台を用意してあげればよいのです。

もちろん、そのためには院長もカウンセリングやコーチングをマスターしておかなければいけません。これからは、院長自身、テクニカルスキルだけでなく、そういった能力が必要とされるのではないでしょうか。とくにコーチングやカウンセリングの本は世の中にたくさん出版されていますので、ご参考になると思います。

ただし、コーチングとカウンセリングの境目が厳密にあるのかというと、私はないように思います。便宜的に分けているだけです。

なお、当院では、カウンセリングに関しても、チームメンバーに対してだけでなく、ヘルスカウンセリングという名のもとで、患者様にもインフォームドカウンセラーが実践しています。

ですから、当院では主として前述した4つの質問からコーチングをスタートさせます。それだけでもかなりの会話の広がりがありますし、時間・月・年とともに少しずつ答えも変化（進化）してくることがわかります。

ここで大切なことは、コーチが相手と信頼関係（ラポール）を築き、ある程度親密にならなければ、コーチングは機能しないということです。信頼もしていない、尊敬もしていない、親密でもない人に、チームメンバーが安心して、打ち解けて話す気持ちにはなれないと思われます。

5 チームメンバーに対する愛情がチームメンバーとの信頼関係を築く

チームメンバーのための「舞台」をつくってあげるということは、結局は愛情です。チームメンバーに対する愛情があるからこそ、チームメンバーのことを知りたくなるし、舞台をつくって活躍させてあげようという気になります。愛情がなければ、チームメンバーのために「舞台」をつくろうなどという発想は出てきません。そういった院長の気持ちに対しては、チームメンバーは必ず応えてくれます。

最初は「なぜ院長は、こんなことを根掘り葉掘り聞くんだろう?」と思うかもしれません。しかし、その目的が「私はあなたのために舞台をつくりたいんです」ということが伝われば、チームメンバーの気持ちも変わってきます。

その舞台は、必ずしも大きなものでなくてかまいません。そして、ここが大事なのですが、同じ舞台でチームメンバー同士が競争し合いなさい、ということではけっしてないのです。その舞台で主役を演じるのはあくまでも本人ですから、他の同僚チームメンバーと比較することなく、目標のみを意識してもらいたいのです。

まさに〝気は心〟で、心の通わない状態では、どんな舞台を用意しても、モチベーションは高まりませんし、信頼関係も築けないと思います。

要はチームメンバーに興味をもち、チームメンバーのことを知りたいという気持ちがあるかどうかです。もう少し深く、チームメンバーに関わるには、各自に目標設定をしてもらい、チームメンバー自身のスケジュールを立ててもらうことです。

6ヵ月後、1年後に、自分はどのような能力を身につけていたいかを具体的に示してもらいます。数字目標があれば、より明確になるでしょう。そして、院長としてそのチームメンバーをサポートすることに喜びを持つことが大事です。

誤解のないようにしたいのですが、サポートといっても、常に何かを院長がチームメンバーに対してやり続けるということではありません。常に「見守る」ことが必要だと思っています。

第3章

メディカルマインドとビジネスマインド

1 メディカルマインドとビジネスマインドのバランス

前述のように、チームメンバーは新人からベテランの階層に分けられて、「ビギナースキル＝目の前の仕事を効率よくこなす」から「スーパースキル＝院長の代わりに理念を語る」まで、仕事の段階が示されます（図表3、36〜39ページ参照）。

また、この図を縦に切ると、右側がメディカルマインド・学術にかかわる能力であり、左側がビジネスマインド・経営にかかわる能力を表します（図表6）。ビジネスマインドについては、誤解を受けやすいので詳述しますが、ここではディズニーランドを例に取って説明していきましょう。

ディズニーランドは、顧客のリピーター率が非常に高いことで知られています。

それは、ミッキーマウスなどのキャラクターが人気を得ていることももちろんあるでしょうが、何より、チームメンバーの間に、「顧客に感動を与えたい」という風土が浸透しているからです。つまり、ウォルト・ディズニーという会社に所属するチームメンバー全員のビジネスマインドがきわめて高いのです。

図表6　メディカルマインドとビジネスマインド

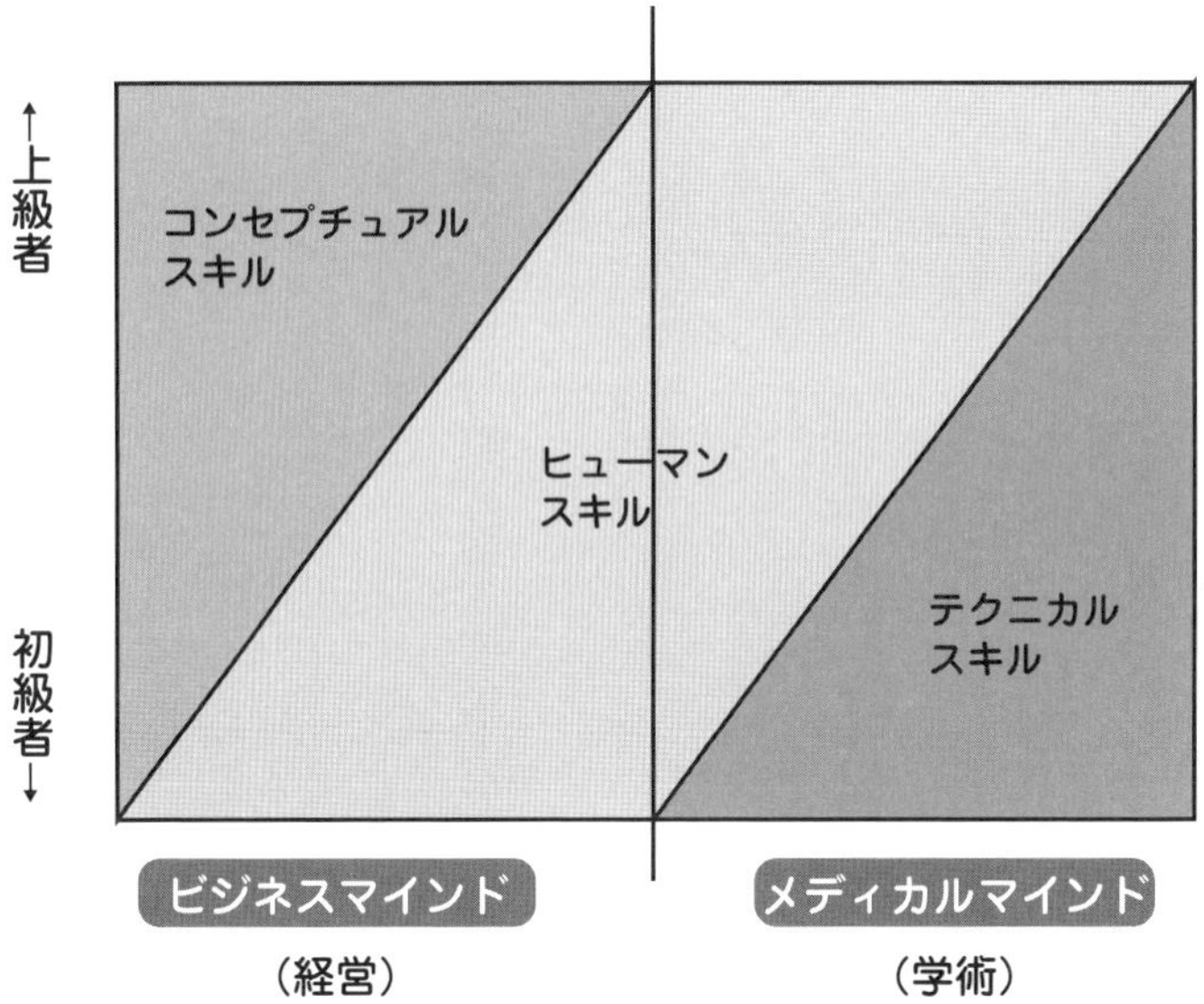

娘とディズニーランドに行ったときのことです。

落ちているゴミを掃除する人がいたのですが、彼らは必ず男女2人1組のペアで、ローラースケートを履いて軽快にやってきます。そして、彼らはパッパッとゴミを掃いて、クルッと1回転してから去っていきます。周りでは、拍手をする人もたくさんいました。「ゴミの取り方ひとつとっても、ここまで顧客を驚かすのか」と感心したものです。

そうした自分たちのパフォーマンスを演じようとするマインドこそ、高いビジネスマインドなのです。

では、このビジネスマインドの高さはどこからくるのでしょうか。これは顧客に対する愛情にほかなりません。私たちに例えれば、患者様に対する愛情です。「患者様に感動を与えよう、快適に過ごしてもらおう、びっくりさせたい」というのは、ビジネスマインドがあるからこそなせる業だといえます。

もちろん、医学を追究するメディカルマインドも大切です。この二つが合わさって患者様に接することで、患者様の満足度は大きくなります。その結果として、リピーター率も当然上がってきます。

2 医療従事者としての心構え（ディズニーランドから学ぼう）

チームメンバーの性格による適材適所の活用に関する話の中で、それがうまくいくかいかないかは、チームメンバーに対する愛情が根底にあると述べました。

そのチームメンバーが、今度は患者様に対して愛情を持っているかということが、ビジネスマインドにかかわってきます。すなわち、院長とチームメンバーの関係、チームメンバーと患者様との関係、そのいずれもの根底に流れるのは愛情です。

ディズニーランドの話に戻りますが、ゴミを掃いている彼らにも、きちんとそこに舞台があって、その一瞬はエンターテイナーなのです。そこで見ている人が発する「おお、すごい！」といった声やちょっとした小さな拍手が、その人のマインドをより高めているのです。彼らは、ただの清掃員ではありません。

これと同じような例え話を、私はよくチームメンバーにします。

アメリカのある弁護士事務所に、定年退職された高齢の男性が清掃員として雇われていました。その高齢の方はいつも掃除をして、ゴミを回収して、オフィス内をきれいにしていました。

あるとき、所長である弁護士が、その清掃員に「最近の調子はどうですか?」と話しかけてみると、どうも元気がありません。大変くたびれた様子で、実年齢以上に老けて見えます。

大丈夫なのかと心配になって返事を待っていたら、彼は「とくに身体のどこが悪いというわけではないのですが、毎日毎日同じ業務、単調な業務をこなしているから……」といったそうです。

やはり人間誰しも、単調な仕事を繰り返していると、そのうちに飽きてきます。その清掃員も「自分は一介の清掃係だから……」とやる気をなくしていたのです。それを見て、その弁護士は「じゃあ、清掃係の名札を変えましょう」と提案しました。

実は弁護士事務所から出るゴミの中には、シュレッダーに必ずかけなければならない重要書類などが多くあります。そういった書類をそのままゴミとして出すと、回収するときに同業者に探されて、スパイされたりするそうです。きちんとした処理・焼却をしないと、情報が漏洩してしまうのです。

そこで、その清掃員の役職を「インフォメーション・セキュリティ・マネージャー」に変えようと提案したわけです。単なる清掃員ではなく、重要書類の機密を外部に出さないための役職なのだというわけです。

仕事の内容はそれまでと大差はありませんが、その人は、そこで自分の仕事の意味に気がつき、理解しました。自分の何倍もの年収をもらっている弁護士に対しても「この書類の処理をきちっとしてください」と注意をするようになったのです。そこから、彼はまた若返り、気力を取り戻したということです。

たとえやっている仕事が毎日同じであっても、そこに重要な意味をもたせたり、舞台・肩書きを与えたりして、目的をきちんと明確に示すと、その重要度、つまり「あなたがいなければならない」「あなたには存在価値がある」という意味を理解し、その瞬間にその人は変わります。

それは、ディズニーランドの掃除係であろうが、弁護士事務所の清掃係であろうが、私たちの診療所に勤めるチームメンバーであろうが同じです。

横にボーっと立ってバキュームを持っているだけなら、高校生のアルバイトでもできますが、アシスタントをしながらバキュームを持って、「次に何をするかな」と先を読んで、次々に準備物を整えておくと、術者に感動を与え、「あなたはすごいね」という賞賛の声が聞けるわけです。

あるいは「このようなことをしたら、患者様は喜ぶんじゃないだろうか」「このアイデアで患者様を驚かせよう」と考えることによって、自分の仕事に意味があることがわかれば、今度は無意識にそれができるようになります。

仕事に対する〝価値〟というものを認識すると、それは愛着につながり、他人に対して愛情も出てくるのです。その心構えの根底にあるのは「**この仕事に対して、自分自身でどういう意味をもたせているか**」ということです。

これもまた、前述の思考回路の一つです。しかし、そういったことも考えず、〝価値〟も感じず、ただ言われたことをやるというのが、今までの歯科医院における大方のチームメンバーの感覚であり、普通の考え方です。

そこで「あなたは、なぜこの仕事をやっているのですか?」と問いかけてみましょう。「あなたのやっていることは、ただの清掃ではなくて、機密保持・セキュリティを担っているのですよ」と気づかせてあげると、俄然その人は変わってきます。私たちの仕事でいえば「医療人として、どういう価値があるか?」ということを考えなければいけないし、気づかせてあげなければいけないのです。

3 チームとしての心構え

ここでいうチームとは、職場目標に向かって仕事をしていくチームメンバーです。歯科医院でいえば「医療従事者チーム」といった意味合いになるでしょう。

グループとチームは違います。チームは目的・目標をもった集団、グループは目的・目標をもっていない仲間の集団です。

では、歯科医院の組織はチームであるべきか、グループであるべきか。

社会人としては、やはりチームで動かなくてはいけません。時によっては個人プレイが必要とされる場面もあるかもしれませんが、私たちの業界では、チームプレイがより必要とされています。

社会人としてのビジネスマインドとは、結局、チームの目的・目標を持つことだといえます。ここで注意したいのは、目標を持つといっても、個々がバラバラに目標を持つことではありません。院長自身も１人のチームメンバーですが、チームメンバーたる前に、院長は、理念・方向性を示すことです。その理念の下で、個々それぞれが目的・目標を設定し、院長の理念を具現化していかなければなりません。

図表７　当院のクリニカルアイデンティティ（ＣＩ）

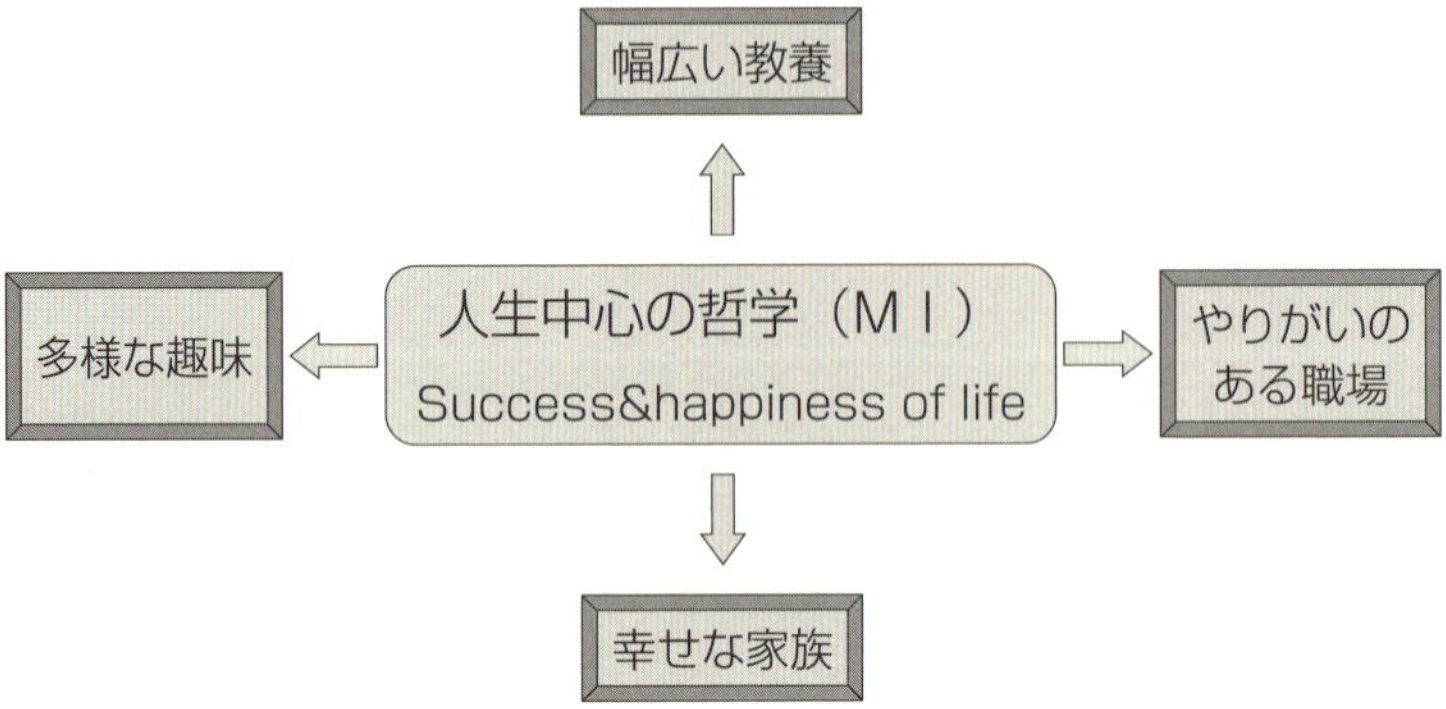

われわれにとっての成功と幸せとは、学問・職場・家族・趣味の４つの要素のバランスがとれていることである。それには、自分の時間をいかに捻出するか、特に職場で自分自身の労働生産性を高め、いかに自分自身の労働価値を向上させるかが重要である。

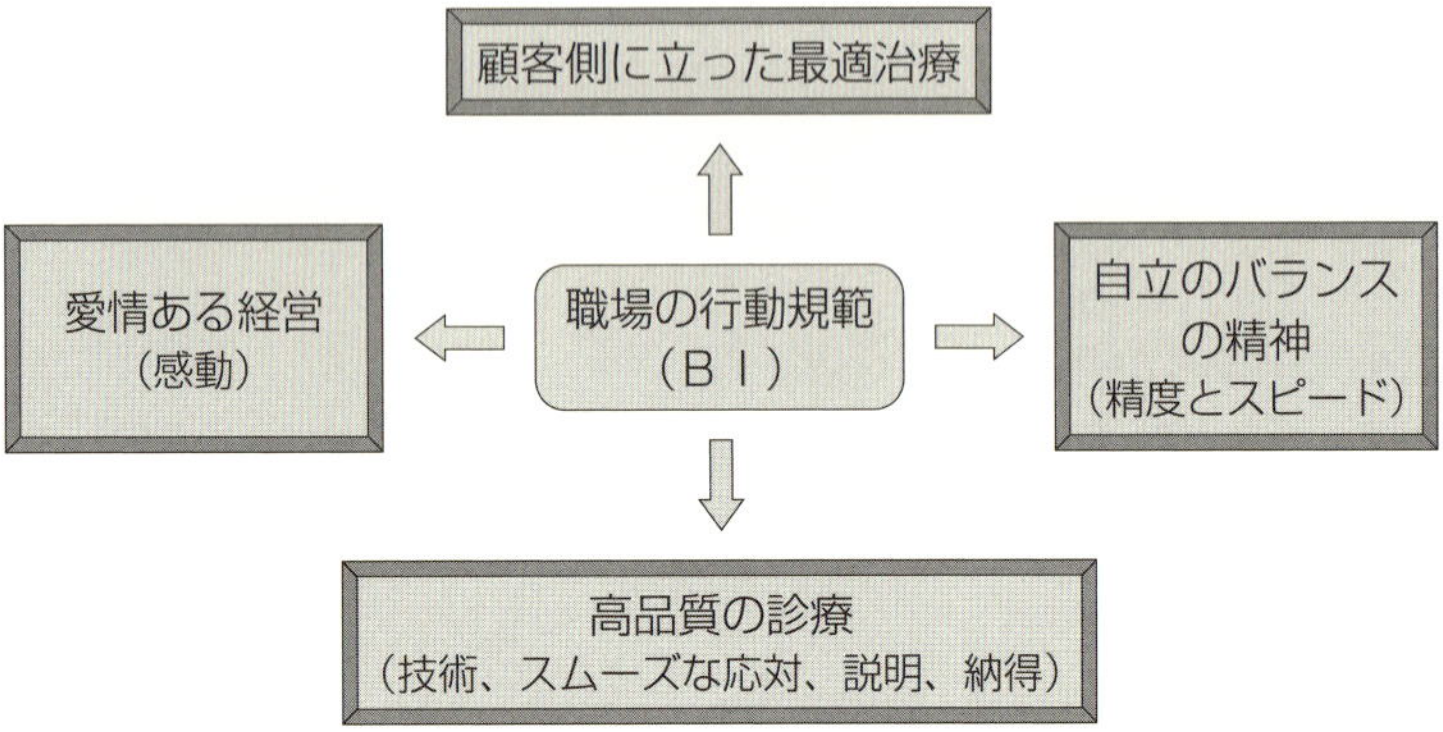

（医）誠仁会　りょうき歯科クリニック

図表８　**りょうき歯科クリニックの経営理念書（一部を抜粋）**

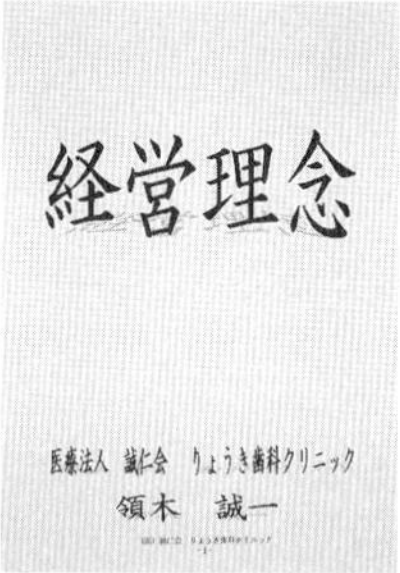

経営理念

医療法人 誠仁会 りょうき歯科クリニック
領木 誠一

〔理念〕患者様満足度向上のため、患者様側に立った歯科医療サービスを常に追求する。

〔経営理念に基づく５大方針〕

1. 患者様によく説明し、納得・理解していただく
2. 痛くない治療の実施
3. 良いおもてなし
4. いきとどいた滅菌・衛生管理
5. 歯科治療技術の腕を磨く

〔基本理念〕
「患者様、スタッフ、経営者が幸せであり、われわれを取り巻く業者も幸せであること」

〔教育理念〕
「学術と経営管理は、前輪と後輪であるということの理解に努めます」

〔事業領域〕
「東大阪市で、より多くの来院者に支持される予防歯科及び自由診療推進を目指します」

〔モットー〕
「頑張りますではなく、結果を出します」

図表9　SWOT分析の例

		外　部　環　境	
		O 機　会	T 脅　威
内部環境	S 強み	自医院の強みを生かして，取り組める分野は何か？	競合関係にどう対応していくか？ 診療報酬引下げという現実にどう対応するか？
	W 弱み	自医院の弱みがチャンスを失わないために何が必要か？	新しい競合医院の出現に自医院の何を強化すべきか？

私の医院では「診療所理念」という冊子を作っています。(図表7、8)

第一はクリニカルアイデンティティ(CI)から始まり、「診療所理念」「基本理念」「人事理念」「教育理念」と続きます。そこには、合言葉やモットーも書かれています。

第二は「SWOT分析」です。いわゆる当院の強みと弱み、これは診療所としての強み・弱み、対患者様に対しての強み・弱み、対チームメンバーとしての強み・弱み、この3つの柱から書かれています。

なお「SWOT分析」とは、Strength(強み)、Weakness(弱み)、Opportunity(機会)、Threat(脅威)の4つの軸から、自医院を評価していくものです。自医院の「強み」「弱み」を明確にする一方で、自医院を取り巻く外部環境・競争要因・ビジネスチャンスなどを分析し、自医院の戦略を打ち立てていきます。いわば兵法にいうところの「己を知り、敵を知らば百戦危うからず」というものです。

第三は、歯科界としてのこれからのプラス面とマイナス面を明文化し、その対策を書いていています。ここでは、強み・弱みに対する対策が書いてあるのがポイントです。強みとは医院の長所で、弱みとは短所のことです。よって長所を今後どのように伸ばし、短所をどのように克服するかを具体的に示しています。

次に、3年後の自院のあるべき姿を描き、それに向けて、2年後はどの状態・レベルになっていて、1年後はここまで進めて、そのために今年はどんな取り組みをするかを示しています。

当院ではビジョンセミナーと称して毎月1回、チームメンバー全員にアイデンティティの確立と理念の浸透を行っています。

このように、当院では、理念から行動計画までをしっかり明文化することで、チームメンバーが自分の役割を理解し、積極的に3年後の医院のあるべき姿に取り組めるように努力しています。

その中で、チームメンバーのリーダーやメンバー各自が、どういう目標を持つかというのが社会人としての心構えであり、ビジネスマインドなのです。それを各自に実際に

文章化してもらい、それをたたき台にして、私が個人面接で、

「あなたの書いたこの目標は、ちょっと低すぎないか？　もう少し高く設定してもいいんじゃないか？」

「あなたはすごくいいことを書いているが、この3ヵ月でこの目標は少しきついんじゃないか？」

という確認をします。

当然ながら、ゴールに到達できたかどうか、つまり目標の達成度を見て、評価につなげていきます。

それは、教育や評価が、医院の理念の下で一貫していないと、チームメンバーはどう動けばよいのか、頑張った結果がどう反映されるのかがわからないと、迷うばかりか、モチベーションが上がらないからです。

4 歯科医院が利益を出さないといけないワケ

(1) 医院継続・待遇改善のための利益を！

歯科医院は「歯科医療サービス」という無形のサービスを提供して代価をいただき、そこから生じる利益を、チームメンバーの給与・昇給、最新設備の購入、医院のリニューアル、歯科医師の最新技術の研修、チームメンバーの研修、医院の借金の返済などに当てることになります。

したがって、利益は医院継続のため、チームメンバーの待遇改善のために不可欠であることは当たり前のことですが、この当たり前のことに、チームメンバー全員が納得できていることが重要です。

儲けるという言葉を使うと誤解されやすいのですが、「儲」という字をよく見てください。「信者」と書きます。その人がファン・信者をつくっていけば、必然的に儲けるようになるということです。すなわち、それが利益につながるということです。

では、その考えはどこからくるのでしょうか。前述したように、メディカルマインドだけでは歯科医療は成立しません。ディズニーランドの清掃員、弁護士事務所の清掃員の話を例示しましたが、ここではもう少し歯科医院の現場に目を向けた話をしましょう。

ビジネスをしているか、していないかという話になった場合、歯科医療従事者はほとんどの方が「ビジネスはしていない」と思っていることでしょう。事実、〝ビジネス〟に対する定義は非常に難しいものがあります。

ふつう〝ビジネスマン〟といった場合、一般企業に勤めている人たちをイメージしますから、私たちにとってはどうしても違和感があります。「われわれは医療人であって、企業人ではない」——そこをどう考えるかです。

(2) いい医療を提供するために利益を！

もう少し端的な話をすると、私たち医療の世界に生きている人間は、利益を出す必要があるのか、ないのかということです。もちろん、利益は出さなければなりません。

では、その理由は何でしょう?

この「利益を出す理由」に関しては、私の医院のチームメンバーも、当初バラバラのことをいっていました。「最新の医療機器が買えるから」「私たちの給料が増えるから」などと、まったく統一されていませんでした。チームメンバーが「利益を上げる意味」を理解していなかったわけです。今は、どのチームメンバーに聞いても「良い歯科医療を提供するために、利益は必要です」と答えるはずです。

さらにすすんで、なぜいい医療を提供するために、利益が必要なのかといえば、大きく３つの理由が上げられます。

第一は、最新の設備を買うためには費用がいること。日進月歩、医療が進歩する中で、最新の機器を導入することによって、チェアタイムが30分から20分に、さらには15分に短縮されるかもしれません。その分、患者様の負担も軽減されます。

あるいは、患者様を待合室で待たせないために、電子カルテを導入したとします。今まで受付が一貫して入力していたものを、ＬＡＮシステムを用いてチェアサイドの子機で入力することで、受付業務が省かれてその分、患者様は待たずに済みます。待合室の中でも、数分間の短縮ができるわけです。

いい医療を提供するとは、これらも含めたことだと私は思っています。さらに、より高度な診断システムである機械を購入できれば、より正確な診断も可能になってきます。

第二は、テクニカルスキルを勉強するための研修会に出席できることです。私たちは、日々技術研鑽をしなければいけません。

私もかつて、東京まで1年間通いながら、あるテクニカルスキル向上のための研修を受講していました。研修費に加え交通費や宿泊費も含めると、２００万円くらいかかりました。一方で、２０００円～３０００円の研修会もあります。それが悪いという話ではありませんが、どうしても表面的なスキルのみになりがちです。高額な研修費、たとえばインプラントの施術など、テクニカルスキルを磨くための実習つきの研修は、定員も限られていて、マンツーマンに近い形で教えてもらえるのです。

その100万円、200万円の研修費を捻出するためには、利益を上げていなければなりません。1万円以内の研修会しか行ったことのない歯科医療従事者が、どうしていい医療を提供できるのか私にはわかりません。

チームメンバー研修でも、「自分で研修費を出して行きなさい」というケースもありますが、何十万円という費用を払えない場合もあります。その場合は「医院で半分負担するから、あなたが半分出して行ってみたらどうですか」などと提案します。これも利益が出ているからこそいえることです。

第三は、福利厚生面です。かつて「掛け金がもったいないから」と労災保険に入っていない医院もまだあると聞きました。また、私の医院には慰安旅行ではなく「目標達成旅行」というのがあり、チームメンバーみんなを連れて旅行に行きます。これも、利益が出ていなかったらどこにも行けません。それどころか食事会もできないでしょう。

それでは、歯科医院の利益はどのようにして生まれるかと問われれば「社会または患者様が私たちの医院を必要としている」ことからだと思います。余談ですが、利益が出ている診療所は、納税という行為で国家貢献もしているのです。利益が多いほど納める税金も多いからです。

5 患者様満足度の前にチームメンバー満足度を上げる

「チームメンバーの満足度が上がらないと、患者様満足度は上がらない」という考えからすると、福利厚生の充実は非常に重要だと思います。

よくＣＳ（customer satisfaction：顧客満足度）という言葉がいわれますが、私はＥＳ（employee satisfaction：従業員満足度）を１％上げることによって、ＣＳは２％上がると考えています。そのためには、福利厚生面や教育に費用を投じていけるだけの利益を上げなければ、患者様にも還元されません。

こうした一連の考え方を、チームメンバーに対してきちんと説明しなければなりません。「利益を上げることが大切なのは、当たり前のことだろう」だけでは、医療の世界に生きている医療人は納得できないのです。

歯科医院を一つの企業と考えた場合、自分たちの商品は何かということです。それは、良質な歯科医療サービスの提供です。そして、歯科医療サービスという商品は、優れた技術をコアにして成立していますので、〝サービス〟というものを否定してはいけないと思います。

「私は〝医療人〟として〝医療〟を提供しているのであって、〝サービス〟を提供するのではない」という姿勢でいるかぎりは、医院はサービス業だという考え方とは無縁です。チームメンバーを含めて、本当にいい歯科医療サービスを提供していこうという医院の姿勢がないと、これからの歯科医院は伸びていかないと思っています。

〝利益〟〝組織〟〝ビジネスマインド〟という言葉だけを聞くと、医療従事者としては違和感がありますが、たとえば「利益＝ファン患者様をつくる」「組織＝チーム」「ビジネスマインド＝愛情」と翻訳すると、受け入れやすいのではないでしょうか。

医療従事者、歯科医師は、どうしても「私たちは企業人でもなければ、ビジネスマンでもない」という想いがあります。しかし、企業から学ぶことも多いと思っています。

たとえば、私が企業から学ぶことで勉強になるのはマーケティングの概念です。マーケティングの世界では「最高の治療というものはない、患者様の認識だけが唯一そう呼んでいるものである」という考えを学びました。広辞林で「マーケティング」と引くと「生産者から消費者への商品のサービスの流れを能動的に方向づけるいっさいの企業活動。機能的には製品計画・販売促進・広告宣伝・市場調査・物的流通などがあり、各部門の機能を有機的に統合したものをいう」と記されています。

これをストレートにチームメンバーに説明すると、少し難しいように感じますので、前述した概念を話し、さらにマーケティングとは、私なりには

●患者様のニーズ（または認識）を理解する
←●ニーズを満たす
←●患者様から財政的・心理的報酬を得ること
←●利益が出る
←●良い歯科医療サービスの提供のための投資やチームメンバーに利益が還元でき、従業員満足度が向上する
←●患者様満足度向上
←●院長満足度向上
←●医院の活性化向上
←●さらに利益が出る

というサイクルを回すことだと、チームメンバーに説明しています。

6 リーダーシップを育成するには……

私は、院長のリーダーシップは当然必要ですが、院長主導型の組織から、チームメンバー主導型の組織づくりのほうが、より重要と考えています。ですから、チームメンバーにも自分サイズのリーダーシップが求められるし、それを発揮してもらいたいと思っています。

リーダーシップとは人を通じて事を成し遂げる能力であり、その核となるのは問題解決能力です。また、それを1人でなく、複数人でチームをつくり、医院の目標を達成する能力として活用するようにします。

それでは、リーダーシップとはどのように育成していくのでしょうか。答えはいろいろあると思いますが、私の考える育成法は次の3つです。

①人間性を磨くこと
②歯科以外の本を読むこと
③外に出てセミナー、他医院の見学をすることにより「刺激」を得ること

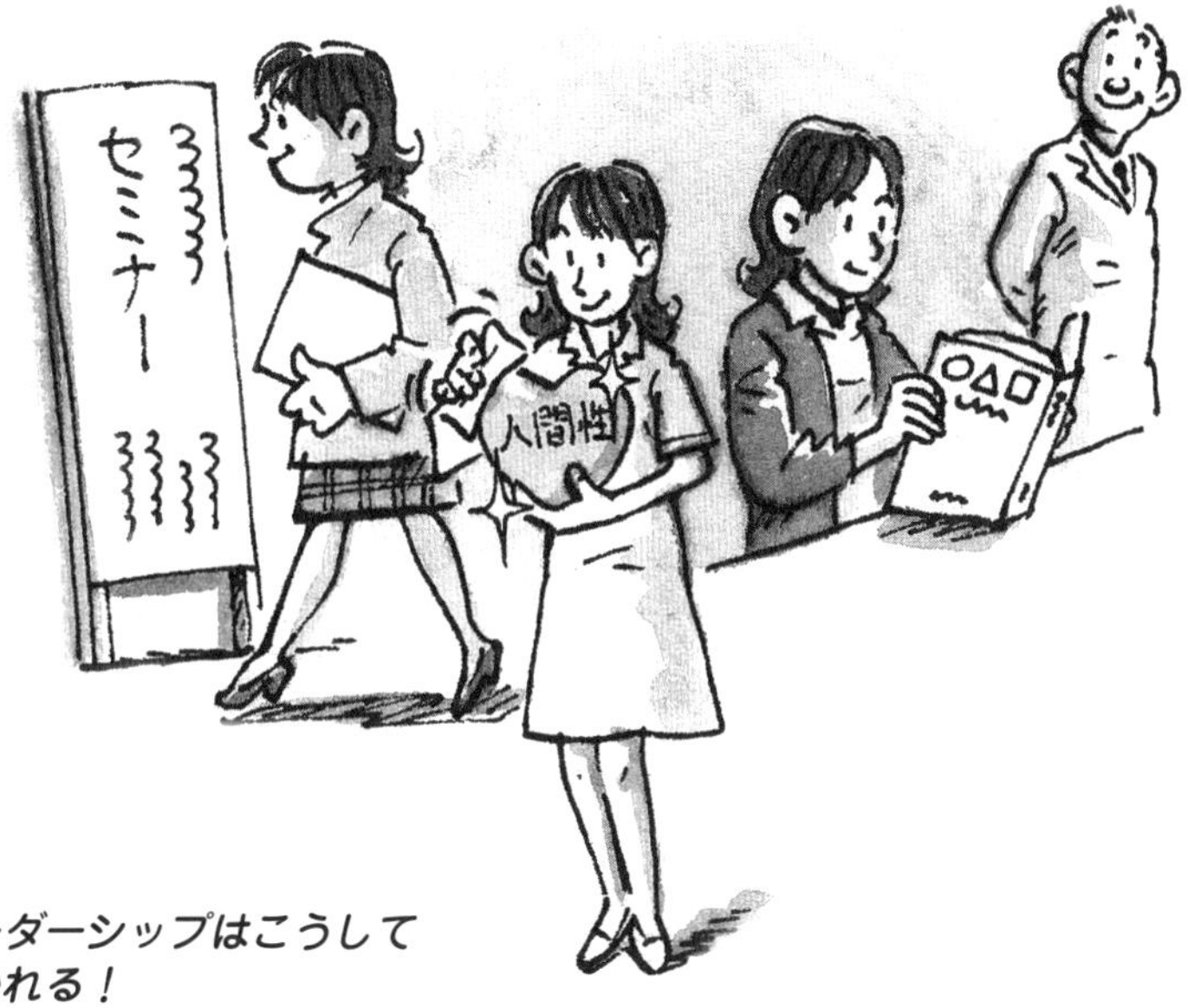

リーダーシップはこうして磨かれる！

①は、チームメンバーを統率していくには人間としての魅力がなければ誰もついてこないからです。そのためには、わがままであったり、自己中心的ではダメで、自分をよく振り返り、そうした欠点を修正する努力が必要です。

ただ〝言うは易く、行うは難し〟で、私自身も現在修行中であると思っていますので、チームメンバーと共に磨きをかけたいと思います。

とくに、異業種の中間管理職の方々と接したり、異業種のリーダーシップ研修に参加することをチームメンバーに勧めています。また、当然院内でも当院の求めるリーダーシップとは何かをセミナー形式で説明しています。

②の本の種類は、当院では成功哲学な

どの自己啓発書を推薦していますが、感性を磨くには日本文学も良いと思います。

〈当院の推薦図書〉

『成功曲線を描こう』石原明著（一世出版）
『加速成功』道幸武久著（サンマーク出版）
『大富豪になる人の小さな習慣術』ブライアン・トレーシー著（徳間書店）
『○△□理論』長尾依子著（史輝出版）

などです

③は当然ながらご理解いただけると思いますが、セミナーを受講している方々、他医院で同じように頑張っている方々と接することにより、刺激をもらいモチベーションの持続を期待しています。

そして、前記の①、②、③を通じて、そこから学んだことをテーマにコミュニケーションをとり、価値観を共有する――これが私の考える育成法です。

価値観を共有できれば、院長の理念・考え方が自ずと理解でき、何をやっても、方向がずれる心配はなくなります。

リーダーシップが崩れる最大の要因は、院長の考え方・方向とずれるところにあります。せっかくみんなで努力した方向が違うとしたら、リーダーへの信頼はなくなってしまうからです。

第4章

新たに求められる歯科助手の舞台

1 インフォームドカウンセラーとは何をするの？

(1) インフォームドカウンセラーは患者様と診療所をつなぐ架け橋

たとえば、受付で「今日の先生（担当の歯科医師や歯科衛生士）は、どうも雑で痛かった。次から替えてくれませんか？」という患者様がいたとします。

それに対して、受付が「それは申し訳ありませんでした。治療はどんな感じでしたか？」と尋ねたとします。ここでもうすでに、患者様に対する小さなカウンセリングが始まっているのです。

「本日、患者様が治療についてこんなことをおっしゃっていましたよ」と、担当歯科医師や歯科衛生士に報告する受付もいれば、「この話は私の胸の内に止めておこう」と考えて、院内では事なきを得ている場合もあるでしょう。

こうしたクレームをクローズアップせずに、事なきを得たという状況をつくるのは、必ずしもいい結果を生むとは限りません。問題が隠れてしまい、何か事が起こったとき、院長としては手の打ちようがなくなってしまうからです。

常に生じた問題をすみやかにオープンにすることが大事であり、なおかつ院内にそうし

図表10　**インフォームドカウンセラー(ＩＣ)マニュアル**

初診カウンセリングについて
概要：「りょうき歯科クリニックの楽しい使い方を教えてくれる人」というスタイルで，以下の点をお話して，よく理解していただく。また，患者様のお話をよく傾聴し，わかりやすい情報にして，担当歯科医・歯科衛生士へ伝える。ＩＣ報告書に沿って①～⑤を以下の流れでカウンセリングする。

---

①**「過去の体験」**⇒今までの歯科クリニックでの体験（良かったこと・悪かったこと）を聞く。
「何をされたら嫌なのか，何をしてほしいのか」を具体的につかむ。

②**「未来への希望」**⇒現状の状態を「どうしていきたいのか」を患者様から具体的に聞き出す。
★りょうき歯科クリニックでは，フルマウス治療をお勧めいたします！
※つまり，りょうき歯科では，歯を治すだけの場ではなく，「お口から始まるハッピー＆ビューティフル健康ライフ」を，患者様と共に創造するところだと感じていただく。

③**当院を選ばれた感想**（ホームページや院内の雰囲気など）

④**その他，患者様とお話したことなど**（性格等の情報）

⑤**定期検診をご希望されるかどうかの確認**
※「患者様とのお話報告書」の記入：患者様のお話をお聞きするのがメインです。

⑥**キャンセルはなるべくしないでいただきたいというお願い**

＊One Point＊

①よく傾聴し，共感することで患者様とのラポールを構築し，その後の会話の流れをよくするのがネライである。
②主訴は歯科医が問診を行うので，さらっと聞く程度にする。
※患者様がはっきりとしたイメージがつかめない時は，IC が自然に誘導するトークをする。「～になれば嬉しいですよね」「こういう方法が(も)ありますよ」など。
★痛いところだけではなく，患者様の先を見据えて，総合的な予防治療をお勧めいたします！　という意味。
④趣味・家族構成・紹介者がいれば，より詳しい関係・仕事の話など，聞かせていただく。ただし，失礼になるので，無理にプライベートを聞き出さないこと。

た問題に対応するセクションがあり、人がいなければなりません。インフォームドカウンセラーは、そうした役割を担います。

「当院にはカウンセラーがいるので、お気づきの点があればご相談ください。このカウンセラーは、診療所と患者様をつなぐ架け橋なんですよ」というのが、私が考えるインフォームドカウンセラーという立場です。また、イメージとしてはクリニックのコンシェルジュです。

(2) 患者様の立場に立った心理的ケアを担う

そうした患者様のよき相談相手からはじまって、治療費の話までできる——つまりコンサルテーションから自費治療の契約まで担うのも、インフォームドカウンセラーです。

この点についても、医療従事者として拒絶反応を示す方がいるかもしれませんが、患者様の立場からすると、治療費についての話を主治医とは話しにくいという患者心理もあるようです。

たとえば、何十万円、何百万円の治療費がかかりますという説明を受け、「たしかに先生は、理想の治療計画を提案してくれているのだろう」と思っても、無下に「それはちょっと……」と断りづらいなと感じたり、そもそも断るのはプライドが許さないという患者様もたくさんいるでしょう。

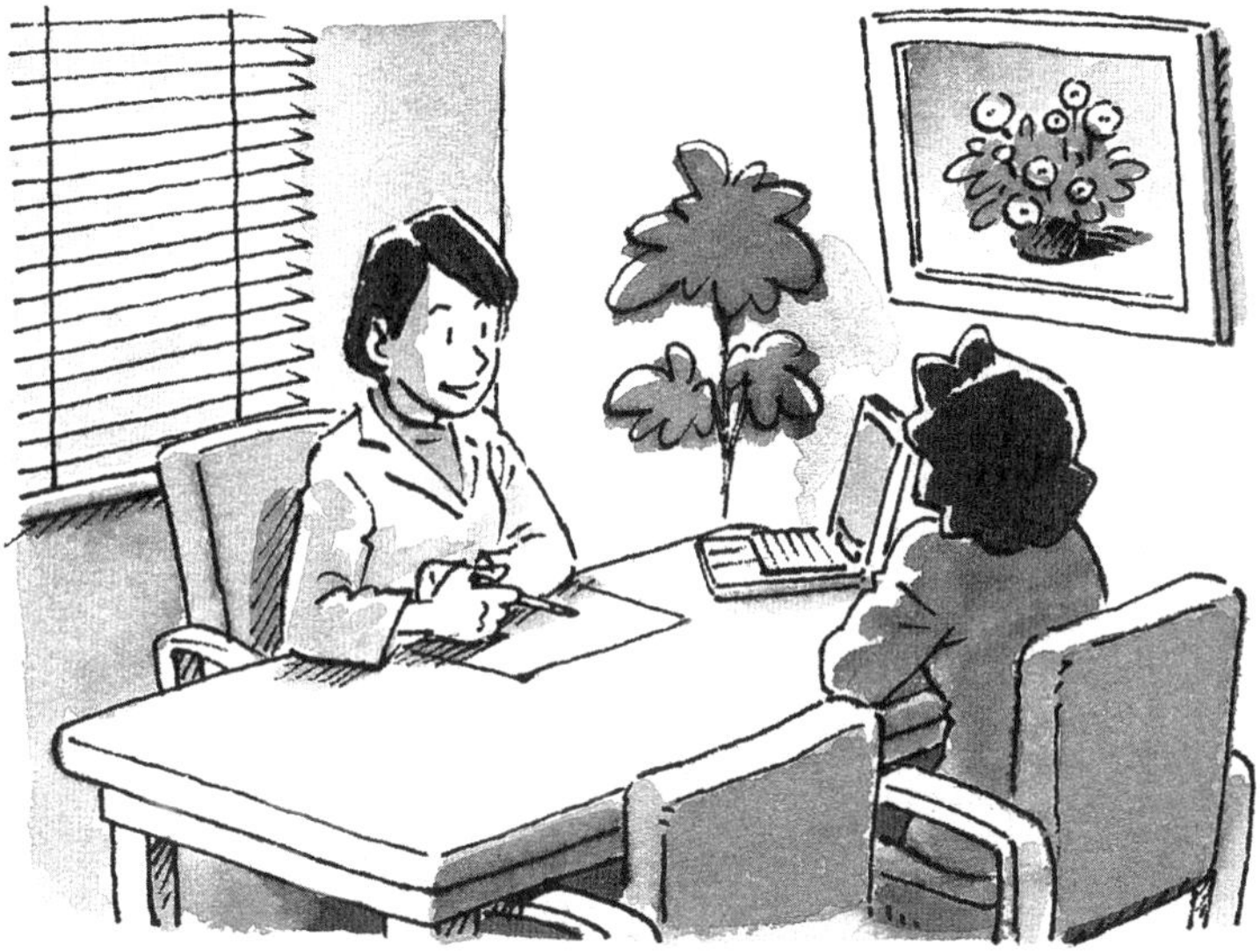

カウンセリングルームで患者様の立場に立って話を聴く！

そんな場合、相手がドクターではなくカウンセラーという立場の人であれば、たとえば「子どもの受験が重なっていて、今はお金がかかる時期なんです。私のことを考えて、先生が自費診療をすすめてくれたのはありがたいのですが、難しいんですよね」などと話しやすくなります。

それに対して、カウンセラーが「そうだったんですか。では、今度また機会があったときにして、今回は保険治療にしましょうか。担当医にもそのように伝えます」といってくれれば、患者様にしてみるとほっとしますし、来院しやすくなります。

ある意味、患者様に逃げ道をつくってあげるという発想です。インフォームドカウンセラーは、そういった患者様に対する心理的ケアという部分も担う、非常に重要な役割だと考えています。

「インフォームドコンセント」という言葉が登場して数年になりますが、本当の意味でインフォームドコンセントを、歯科医師が患者様から十分に得ているとは、当院も含めて疑問視しています。

ドクターは説明しているつもりでも、患者様にしてみたら「長々といろいろなことを説明していただいたけれど、結局、何がいいたいのかサッパリわかりませんでした」という場面がたまにあります。コミュニケーション能力も、話法というテクニカルスキルの一つだといえます。患者様に対して、自分の考えを正しく伝えるのは、時間ではなくテクニックです。

では、ドクターはこれまで、コミュニケーション能力、会話能力、伝達能力に関して、教育を受けてきたのでしょうか。歯科大学にそのための歯科学生向けの講座は、これまで一つもありませんでした。

その点、一般企業、たとえばホテル従事者や客室乗務員や接客業として勤めた経験のある歯科助手であれば、接遇に関して私たち以上の教育を受けてきています。企業もそのために多くの投資をして、スタッフ育成をしています。歯科医院に職業としての魅力があれば、彼らまた彼女らのように、コミュニケーション能力などについて十分に教育を受けてきた人が、転職しやすくなるでしょう。

(3)　患者様が話しやすい環境づくりも必要

治療計画はドクターでないと立てられませんが、患者様の思いをお聞きするのは、必ずしもドクターでなければならないわけではありません。最善の治療をおすすめするのは当然ですが、それに応じるかどうかは患者様が決めることです。したがって、架け橋になる人がそこでは必要になってきます。

患者様にしてみれば、院長に「この治療計画でいきましょう」といわれれば、なかなかNOとはいえません。了承したものの気まずくなって、次回から来院しづらくなる可能性もあるかもしれません。

たしかに「患者様とのコミュニケーションは、ドクターがやらなければいけないだろう」と考える先生も多いと思いますし、正しいことだと思います。ただ少なからず患者様には「ドクターとは話しにくい」と考えている方が存在するのも事実です。

たとえ患者様とドクターとの間に信頼関係があっても、どうもお金の話になると院長には話しにくい――これは裏を返せば、そこまでまだ信頼関係ができていないということかもしれません。10年、20年のキャリアがあるベテランの先生であれば、そこまで踏み込んだ信頼関係ができるかもしれませんが、比較的若い先生方ではそう簡単にいかないのが現状です。

といって、患者様と深い信頼関係を結べるような年齢になるまで、経験を積みなさい、勉強しなさいといっても、現実に目の前に患者様はいるわけです。そうであるならば、コミュニケーション能力に長けたチームメンバーを置いてカウンセラーの役割を担わせ、ドクターは診療に専念するほうがよいかもしれません。

もちろん、患者様の口コミで「あの先生は高額治療ばかりだけど、すごく治療がうまい」となれば、患者様は治療費をお支払いになるでしょう。それは、医院がブランド化されているからです。ブランド化されていれば、口コミで「○○さんの紹介できているのだから、もう費用に関してはわかっています。先生の思うとおりにやってください」という方もいるでしょう。

そういう患者様を主体に診療を行っている診療所もあります。ただ、そういう先生も、最初からそうだったかというと違うはずです。何事もステップ・バイ・ステップですから、その段階に応じて考えることです。

私の医院には「インフォームドカウンセラールーム」という、治療室から独立している完全個室があります。治療費の話やプライベートな話になると、患者様の話しやすい環境を整える、そういうハード面にも気をつかうことが大事です。

ただし、絶対に個室でないといけないとは思っていません。要は、プライバシーの守られる小さな空間が必要だということです。

2 カウンセリングにおける注意点

(1) カウンセリングに必要なコミュニケーション能力

カウンセリングにおいては、注意すべき点が一つあります。それは、何でもかんでも根掘り葉掘り聞かないことです。患者様からの問いかけに対して答えて、医院と患者様の架け橋をつくることに主眼をおくべきです。

インフォームドカウンセラーには、自費治療にかかわる治療費の話をすることもありますが、中心はカウンセリングをして、その患者様をよく知るという役割があります。ただ単に、患者様のことを根掘り葉掘り聞いてはいけないのです。

例をあげるとわかりやすいのですが、主婦の買い物のパターンを考えたときに、二種類のタイプがあります。

一つめのタイプは、市場（いちば）型の買い物をする人。これは、青果店のダンナが奥さんをつかまえて「この大根はすごく新鮮だし安いよ。奥さんだったら１００円のところ、90円にまけておくよ」「今日はどんな料理を作るの？　それならこれも買っていってよ」などといって売っています。そうしたコミュニケーションを投げかけられて足を止め、買い物をする人です。

もう一つのタイプはスーパー型の買い物をする人。このタイプは「話しかけないで、私が一人で選ぶから」という買い方です。そういう人たちは、いくら「安いよ」「物がいいよ」とすすめても、逆に買わなくなってしまいます。

それを見極めなくてはいけません。その患者様がどういうご要望を持っておられるのか？　そのニーズを的確にキャッチするコミュニケーション能力が必要となります。

ですから、相手のことを聞き出そうとしたときに、すべての患者様に対して、すべてのことを聞くのが正しいかというと、必ずしもそうではないのです。

たとえば、予防に力を入れている医院などでは、「聴く」ことに力を入れているそうです。話を聴くことで、患者様の深層心理がわかり、治療に対して非常に積極的な行動を引き出す、という効果があると思います。しかし、スーパーで買い物をするタイプの方にとっては、それが大きなお世話になってしまう場合もあるということです。

日常の買い物の中では、相見積りを取ることは多々ありますが、自費治療費の相見積りは、多くの方はなかなか取りません。なぜ医療の中で相見積りをしないかというと、それが許されない環境だと思われているからです。私たちの側も、相見積りを取られると「信用されていないのかな」と思ってしまいがちです。

これからの歯科界は、セカンドオピニオンが当たり前の時代になります。ここにも、患者様に「選択の自由を提供する」インフォームドカウンセラーの必要性があります。ですから、インフォームドカウンセラーが「他の医院でもお聞きになられても結構ですよ」と、患者様の立場に立ってあげるのもよいと思っています。

(2) プロのカウンセラーとは？

ところで、「プロのカウンセラーとは何か？」と考えると、まず身だしなみから始まって、言葉づかい、応対能力……と、すべてが包括されてきます。

カウンセリングをする相手の患者様が、下町のおかみさんだったり、あるいは企業の社長であったりするかもしれません。どんな人に対しても会話ができ、ときには数百万円の契約を決断させることもある役割ですから、やはり服装・髪型が一般常識から外れていたら、若い年代には受けても、60歳代以上の方に受けるかどうかは疑問です。

このような能力は、人間としての魅力にもつながっていきます。「若いのにしっかりしている」という印象づけをし、それが公私両方の自信にもつながっていくわけです。

「ドクターが話をするよりも、秘書が話してくれたほうが契約率も高い」ということは、欧米ではよくあることです。アメリカでは、ドクター・秘書・受付・アシスタントと、はっきりと役割が決まっているところが多いのですが、とりわけ秘書には契約テクニックがあって、仕事を任されているようです。

たとえば、90％以上の契約率を誇っている秘書の場合、それに対して歩合給がついていたりします。インフォームドカウンセラーがそうした役割と職務を担うとしたら、相対的に医院の売上げをアップさせるという意味で、まさに本書の主旨どおり「患者様を増やす」ことになるはずです。

「この歯科助手のおかげで、医院の経営が潤っている。なくてはならない存在だ」となれば、歯科衛生士にコンプレックスを持っている歯科助手にも、大いに働きがい・やりがいが出てきます。

現在は浸透していなくても、いずれインフォームドカウンセラーという仕事が歯科業界で機能すれば、「私もインフォームドカウンセラーになりたい」という他業界の人も出てくるでしょうし、そうなれば医院も活性化していくはずです。ドクターや歯科衛生士も、彼らに引っ張られてよりプロ意識が高まります。

もっとも、コミュニケーション能力があれば、歯科衛生士や歯科技工士がインフォームドカウンセラーを兼務してもよく、この役割は歯科助手に限定されるものではありません。ただ、歯科医師にしろ、歯科衛生士・歯科技工士にしろ、本来業務で力を発揮してもらうほうが、結果的に医院にとってプラスになると思っています。

3 当院インフォームドカウンセラーからのメッセージ
―元土肥しおり―

(1) インフォームドカウンセラーの具体的な仕事内容

私はりょうき歯科クリニックのインフォームドカウンセラー（ＩＣ）、元土肥しおりです。私は以前、国内の航空会社で客室乗務員として約3年勤務し、一般企業でＯＬや企業展示会や式典のコンパニオンといった経験をしてまいりました。

そして現在、縁あってりょうき歯科のＩＣ、そしてサブ業務として受付を行い、毎日を楽しく、やりがいを持って勤めさせていただいています。

さて、インフォームドカウンセラーという言葉を聞いて、「歯科クリニックのカウンセラーって何をするの？」「アシスタントや受付の人とどう違うの？」と不思議に思われる方も多くいるかもしれません。そして「インフォームドカウンセラーって必要なの？」という方もいらっしゃると思います。

実は、私もＩＣとして働き出した頃は、ＩＣとしての自分自身の存在理由が今一つつかめていませんでした。しかし、院長をはじめさまざまな部門のチームメンバーの方々と、一つひとつのミーティングを持ち、自身も試行錯誤を重ねて業務をしていく中から、「Ｉ

Cとは？」という問いに対して、一つの答えを導き出すことができました。

ICとは、患者様お一人おひとりに、クリニックに楽しんで来院していただき、患者様・ドクター・クリニックという三者の関係を、スムーズかつ良好にする働きをするガイド役であると位置づけています。

「患者様が、クリニックを楽しんで（または楽しみにして）来院していただくために働く」という説明は、少しイメージしにくいかもしれません。しかし患者様は、たとえ治療のためだけに来院するとしても、数多くのクリニックの中から私たちのクリニックを選んで、患者様の貴重な時間を割いてくださっているのです。ですから、私たちクリニック側としては、できる限りリラックスしていただき、安全で確かな治療はもちろんのこと、患者様がクリニックで過ごされる時間を、少しでも有意義なものにしてあげたい、心からのご挨拶や対応でおもてなしをしたいと考えています。そうした快適なクリニックがあってもいいのではないでしょうか。

外装や見た目もとても大事ですが、患者様にとって一番大切なおもてなしとは、患者様自身のことをよく知り、ドクターがその方の一番望まれる治療をすることだと思います。そして患者様に安心感を持っていただくために、クリニックの情報を多く発信することも大切です。

ICは、そのようなクリニックづくりをする役割だといえます。

図表 11　当院のインフォームドカウンセラー（右　元土肥）

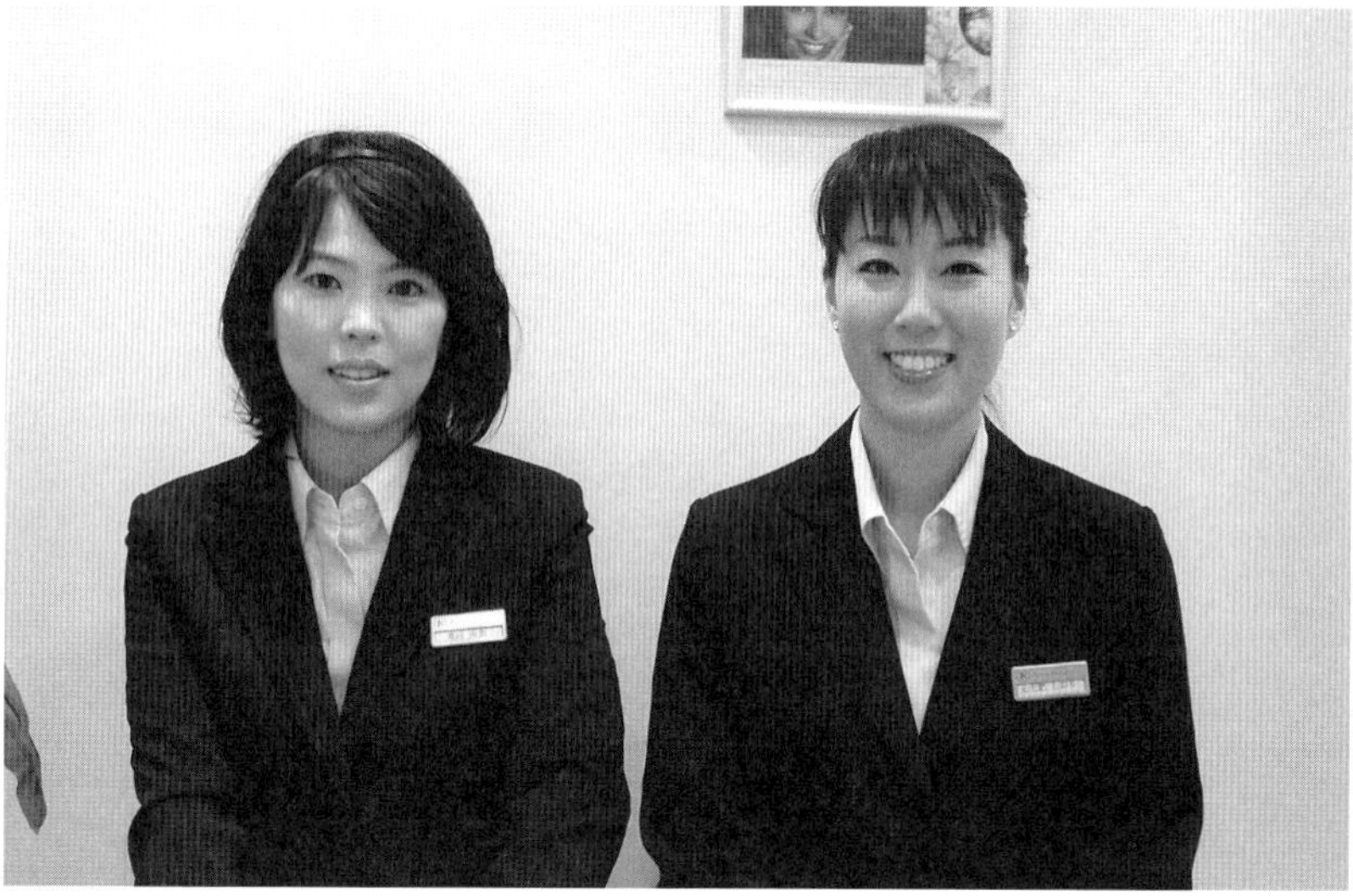

以上のことを整理してみますと、患者様にとって快適なクリニックづくりをすることによって、ＩＣは次のような結果を出したいと思っています。

①カウンセリングで患者様の情報をより多く得て、ドクター・患者様の関係について風通しをよくし、それが治療や予防に活かされた結果、患者様がさらに満足される。

②その結果が自費率アップ、リコール率アップにつながる。

③①と②を積み重ねていくことで、結果的に、患者様に対してのおもてなしをよくすることができる。

クリニックの経営面から見ても、ＩＣの果たす役割は大きく、その活躍が期待されています。

図表12　インフォームドカウンセリングの風景

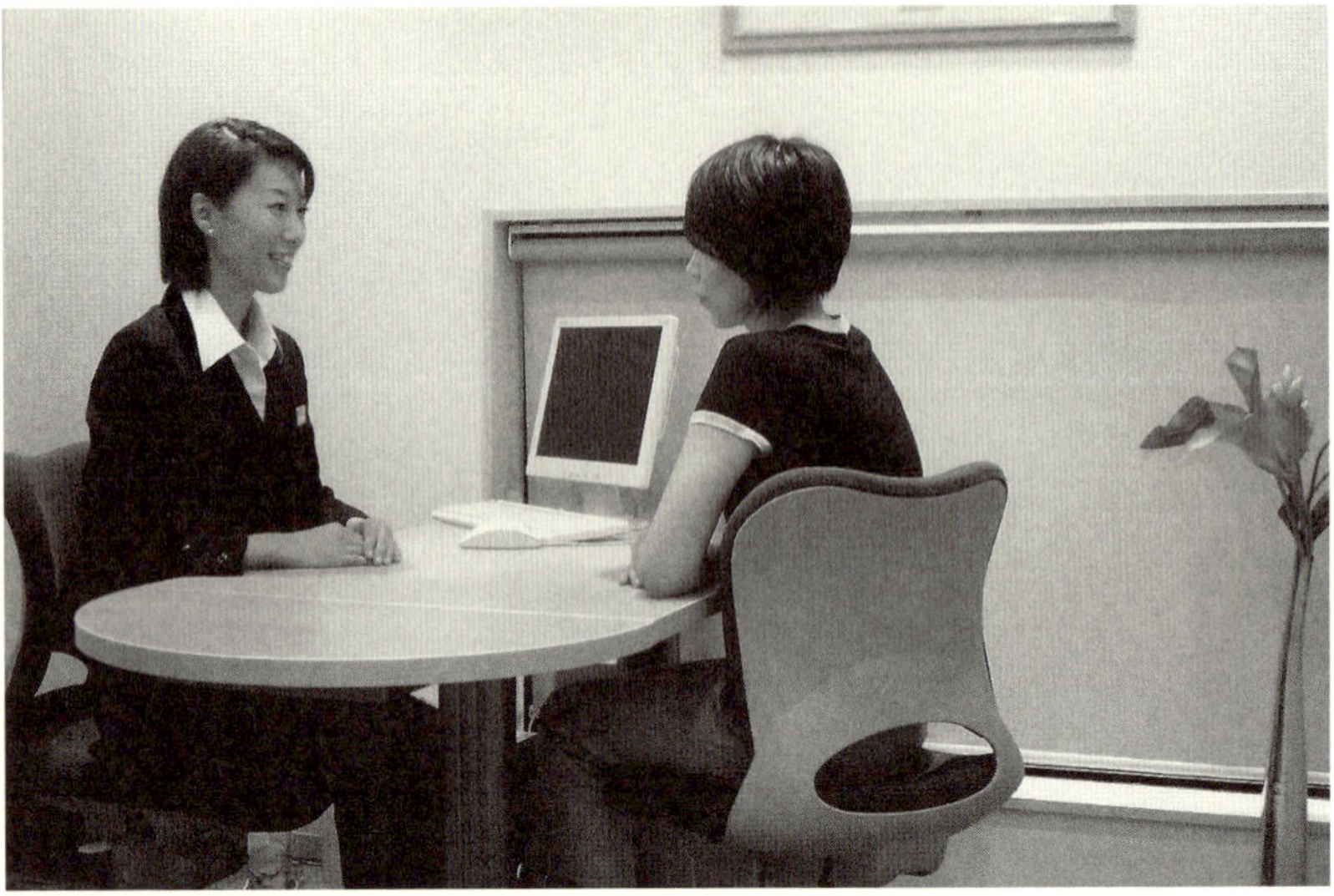

そこで、どのようなカウンセリングをしていけばよいのかなど、ＩＣの具体的な業務について説明していくことにしましょう。

(2) インフォームドカウンセラーの3つの役割

①「患者様の相談窓口」としての役割

患者様というのは、

「なんだか先生が忙しそうだったので聞けなかった」

「先生は保険外治療をすすめてくれるが、やはり金銭的に厳しいので断りたい……」

「別の先生（もしくは歯科衛生士）にしてほしい……」

といった、先生や歯科衛生士、また

受付などに直接言いにくいことを、内心で思っているケースが多いものです。

そして「何か別の治療法（自費の補綴物やインプラントなど）、それにかかる金額を参考として知りたいな」とか「矯正や予防について教えてほしい」といった要望もあると思われます。

そういった、患者様ご自身のことや、クレーム・不安・要望・希望など、患者様のさまざまなお気持ちを、周りを気にせずにゆっくりとお話しいただき、そのお気持ちを的確に汲み取ることが大切となります。

そのためには、歯科クリニック側は、時間・場所・人を「相談窓口」という形で患者様に提供し、患者様の本当のニーズやウォンツを探り出し、患者様が望まれる治療をしていく必要があります。

「患者様だけのための相談窓口」として、ＩＣがお聞きするので、患者様も安心して、言いにくかったことや聞きたかったことを話していただけます。つまり、不満が解消されないまま、「なんだか、あの歯医者さんは合わないから通院するのはちょっと……（もしくは別の歯医者さんにしよう……）」といったリコール率ダウンの原因のひとつを、この段階でなくすことができるのです。

自分が不安な時や、少し聞いてみたいことがある時に、優しく「お困りのことがあれば、なんでもお気軽におっしゃってくださいね」というひと言や案内があれば、患者様はとても嬉しいし、また安心できます。

そのためのカウンセリング時間・カウンセリング室（個室）・カウンセラーをきちんと用意して提供しているクリニックは、「他のクリニックとは違うなぁ」という、差別化がはかれますし、患者様の満足感・信頼感を得ることができます。

②保険外治療の促進としての役割

「保険外治療の促進」というと、どうしてもマイナスイメージになってしまいますが、それはどうしてなのでしょうか？　それは多分、お金の話がマイナスイメージの大きな要因になっているからでしょう。

たしかに保険外の補綴物やインプラント、矯正、ホワイトニングなどは、クリニックによって治療費が違いますし、時として患者様の負担が大きくなってしまいます。

しかし、保険外治療だからこそ、患者様の一番望んでおられる結果が得られる場合もあります。そして、何より患者様には、治療法を選択する権利があるのではないでしょうか。

保険治療ではどうしても限界があります。もちろん、保険外治療だけが患者様の望まれる答えではありませんが、保険治療に比べて選択肢も多く、ずっと大きな成果が得られるのは皆さんがよくご存知のとおりです。

ＩＣは、個室で患者様に強引に保険外治療をすすめて、無理やりに選択させるのではけっしてなく、保険治療のメリット・デメリット、そして保険外治療のメリット・デメリットをよく説明して、選択肢をたくさん用意し、その中から患者様が方法・金額などすべてを考慮した上で、ご自身がやりたいと希望された治療法を選んでいただく手助けをするものなのです。

つまり「保険外治療はお金がかかる」というデメリットばかりでなく、メリットもきちんと情報提供して、患者様の選択肢を増やすお手伝いをすることなのです。

チェアサイドでは、すべての患者様に一つひとつ説明して、ゆっくりお話をうかがうことはかなり難しい時もあると思います。そして、何より患者様のプライバシーの問題もあります。きちんとプライバシーの守られる空間で、じっくりと患者様とコミュニケーションをとることが大切です。

そうした機会があることで、今まで保険治療を希望していた患者様の中からも、「一度、保険外治療をやってみようかしら……」と思われる方が出てくるかもしれませんし、「やはり保険でいいです」という方もいらっしゃると思います。

いずれにしても、すべての患者様に「選択する権利」があり、その選択いかんにかかわらず、医療従事者は、患者様のほしい情報・必要な情報を提供しなければなりません。真の医療サービスとは、そういったコミュニケーションから始まっていくのではないでしょうか。

たとえば、美容院ではヘアカットやカラーリングをするとき、自分の希望するヘアデザインの切抜きを持っていって仕上がりのイメージを伝えたり、「絶対こうはしないでほしい」と要望を伝えます。また反対に「こうされてはいかがですか？」とさまざまな提案を受けたり、価格によって担当者を選べたり、まさに自分でよく考慮して納得して選んでいます。

医療もまた同じことがいえます。インフォームド・カウンセラー（ＩＣ）が、ドクターや歯科衛生士と連携をとりながら、情報提供サービスができれば、〝歯科医療業界〟はより患者様側に立った歯科医療サービスの追求が可能となり、歯科医療業界全体が国民との距離をより縮められるはずだと思っています。

③予防医療の促進としての役割

どんなにお金をかけた治療でも、きちんとアフターケアをしたり、メインテナンスをしなければ、せっかくの治療が患者様にとってムダになってしまうことがあります。

患者様によっては、１回きちんと治療が終了すると、「もう大丈夫」と思われて、定期検診のご案内をしても、何かトラブルが起きるまで来院されないケースが見受けられます。痛みなどがなくても健康なお口を守るためには、定期検診を受けることがとても大事です。

つまり、予防医療こそが、カリエスや歯周病の最大の治療であることを、患者様に意識づけをしていくことも、歯科クリニックにとって重要な課題です。

予防医療の大切さをもっとわかりやすくご説明し、患者様に

「歯科医院には痛くない時にこそきちんと通院すること」

↓

「そうすれば健康な歯で、ずっと美味しくお食事をいただける素晴らしさが続くこと」

↓

「お口の健康は、長い人生をより有意義に楽しく過ごすことができる重要な一つの要素であること」

をＩＣは、わかりやすく優しく伝えていくメッセンジャーであるべきです。

いかがでしょうか？　少しはＩＣの業務、果たすべき役割は何かをご理解をいただけたでしょうか。

ＩＣは、人と接することが大好きで、いろいろな人とコミュニケーションすることに喜びを見出せる人であれば、誰にでもなれる可能性があります。もちろん、歯科知識は絶対必要ですし、十分な説明ができるようになるには、歯科知識を増やす日々のたゆまぬ努力が必要不可欠です。

そして、何より大事なことは「人と楽しくコミュニケーションできる能力」です。相手に圧迫感・威圧感・緊張感を感じさせずに、自然な会話をすすめる中で、正しく治療法や金額について説明でき、その人に合ったベストな治療法を選んでいただく手助けをしなければなりません。

いくら流暢に治療法を説明することができても、そこに「患者様の立場に立って、患者様と同じ目線になる」という相手を思いやる心、つまり温かいハートがなければ、本物のカウンセラーとはいえません。

また、冷静に的確にその人の性格をつかみ、必要に応じて社会的背景、治療方法と金額の優先順位を把握することも、ICとして、必要不可欠な能力といえるでしょう。

多くの接客業がそうであるように、サービスには終わりがありません。ICにもゴールという言葉は当てはまらないように思います。患者様お一人おひとりの思いや考えがあり、クリニックに求めるニーズやウォンツがそれぞれ違います。それゆえに、ICとしてそれらのニーズやウォンツを把握し、基本のやり方はあるとしても、極めていけば、そこに終着点はないといえるでしょう。

私も、今は「おもてなしのよいクリニックのインフォームドカウンセラー」を作り上げていきたいと思っていますが、その目標が達成できれば、次のなりたいIC像がまた、出てくると思います。

私は人と接することが大好きです。ICとして注目していただけること、ICとして患者様やクリニックによい働きをすることにプライドを持っています。毎朝ネイビーブルーのピンストライプのスーツを着て、ヘアメイクチェックをする瞬間、ICとしての誇りが胸に満ち溢れます。また同時に、ＩＣとしての責任感も、しっかりとおなかの中に入れて（！）１日をスタートさせます。

私がＩＣとして頑張れるのは、患者様とお話しできること、信頼できる仲間たちがいてくれること、支えてくれること、そして、ＩＣという場をつくって下さった院長と語り合えることです。私のこれまでの経験を生かし、お一人おひとりの患者様に喜んでいただけるＩＣをより一層目指してまいります。

＊インフォームドカウンセラーに興味・関心のある方は、ＤＥＡセミナーインフォームドカウンセラーコースの受講をおすすめします。

4 クオリティーマネージャーとは何をするの?

クオリティーマネージャーの仕事とは、ことさら新しいものではなく、すでに多くの院長がこれまでやってきたこととそう変わりません。

「あそこが汚れている。ここをきちんと整理・整頓しなさい」ということは、多くの医院では、常に院長が指摘していることでしょう。ただ、ここでいうクオリティは、クオリティ＝クリーンではありません。技術の質やサービスの質を含めた意味のクオリティということです。

とはいっても、歯科助手がドクターの治療技術の質まで見抜くのは、なかなか難しいものがあります。ですから、治療技術以外の部分に対して、院長や勤務医、またはチームメンバーがクオリティーマネージャーと連携をとって、医院のクオリティを上げていくことになります。

治療技術以外の部分とは、たとえば患者様へのサービス面、クレームやトラブルが発生した場合、発生しないような仕組みをどうつくるか、あるいは〝ヒヤリハット（医療事故が起こる一歩手前でヒヤッとしたり、ハッとした事柄のこと）〟をどう防ぐか、決められ

図表13　**当院のクオリティーマネージャー（右　川田）**

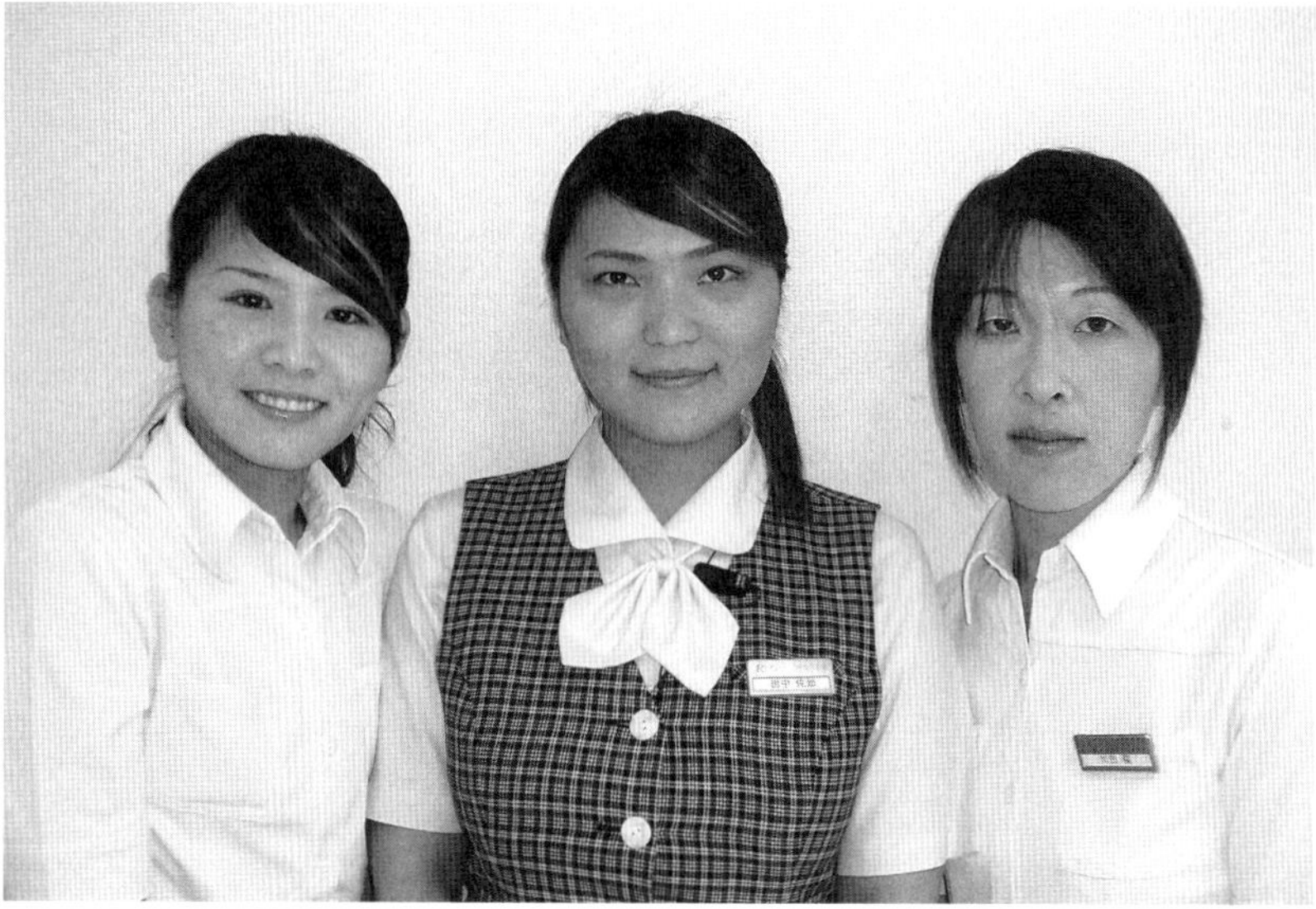

たことが決められたとおり実施され、継続できているかを確認・検証することが、クオリティーマネージャーの役割です。

ベテランチームメンバーが退職して、新人がチームメンバーとして入ってきた場合、当然戦力としては同じわけではありませんから、院内の品質が一時的に下がる場合があります。その幅をなるべく小さくするためにはどうしたらよいのか、マニュアルをどのように活用して、その差をカバーしていくのかといったことも、クオリティーマネージャーの仕事の範疇に入るでしょう。

つまり、クオリティーマネー

ジャーの仕事とは、「**PDCAサイクル**」（Plan〈計画〉→Do〈実行〉→Check〈確認〉→Action〈改善〉〔図表21、128〜129ページ参照〕）が、いかに回っているかを確認する役割です。

当たり前のことを当たり前にしているようで、なかなか継続できないことがあります。たとえば、保険証を毎月1回預かって受付が確認することは、当たり前のことです。しかし、ある月にレセプトが返戻で返ってきて番号が違っていたとします。「あれ、毎月見ているはずなのに……なぜ？」と思っても、それは見間違い・確認漏れです。

何事についても、完璧を目指すことは不可能ですが、できるだけそういったミスや、うっかりした間違いを起こさない仕組みづくりも、クオリティーマネージャーの役割となります。

確かにこれは、非常に難易度の高い役割かもしれません。医院における監査役という立場でもありますので、嫌われ役としてのものの言い方をしなければならない時もあるでしょう。ただし、本当に嫌われ者になってはダメです。

クオリティーマネージャーがいることによって、医院の質が保たれているという意味で、非常に重要なポストであることは確かです。いずれにしても、きちんと意見・アイデアのいえる風土が医院になければ、医院全体がうまく機能しない可能性があります。その風土をつくるのは、当然、院長の役割です。

5 当院クオリティーマネージャーからのメッセージ

――川田　桜――

りょうき歯科クリニックのクオリティーマネージャーの川田桜です。私が初めてりょうき歯科クリニックと出会ったのは、今から９年前（１９９８年）の春になります。入社して４年ほどは、受付業務やアシスタント業務を経て、秘書業務も行っていました。その後、クオリティーマネージャー（以下、ＱＭ）という任務を与えていただき、現在に至っています。

はじめてＱＭのお話を聞いたときは、「歯科助手の私にできるのだろうか？」と、とても不安に感じました。今は、歯科助手の皆さんにこそ、この役割を担っていただきたいと思っています。

もちろん、こういえるようになったのは、院長が歯科助手である私たちに、その業務ができる環境をつくってくれたからだと思います。

多くの歯科医院の方に、少しでもクオリティーマネージャーの存在を知っていただき、歯科助手の皆さんのやりがいにつながることを願い、ＱＭの役割と責任について触れていくことにします。

(1) クオリティーマネージャーの対象はチームメンバー、そして院長

インフォームドカウンセラーの対象者は患者様です。一方、クオリティーマネージャーの対象者はチームメンバー・院長です。

直接、患者様と関わるインフォームドカウンセラーの働きにより、歯科医院での差別化がはかられることは、前述からもご理解いただけたと思います。

そこで、院長をはじめチームメンバーが対象のクオリティーマネージャーの役割によって、どのように医院の経営改善・業績アップにつながるのかを、ここでは具体的に述べていくことにします。

(2) クオリティーマネージャーは、院長の目となり、耳となる

院内で、次のようなことはありませんか?

「なぜ、みんなここが汚れていることに気づかないのだろう?」

「なぜ、患者様が入ってきたのに挨拶しないんだろう?」

「なぜ、壊れていると気づいているのに、誰も修理に出す処理をしないんだろう?」

「予約が空いているのは、なぜなんだろう?」

多くの歯科医院では、こうした問題点のほとんどを、院長が気づいて改善するための行動を起こしていることと思います。

院長は歯科医師でありながら、治療だけでなく周りを意識して治療を行わなければならないのです。

しかし、院長と同じ目を持ち、院長が気づいて注意する前に、改善の取り組みを行うチームメンバーがいたら、院長も安心して、患者様だけに集中して治療を行うことができるはずです。それが１人よりも２人、２人よりも３人というように、院内の問題点を発掘するチームメンバーは多ければ多いほど、改善のスピード化がはかられるのではないでしょうか。

(3) チームメンバーのモチベーションを向上させるのも仕事

医院を経営する上で、チームメンバー（人材）は、とても大きな要素であり、影響力をもっています。チームメンバー次第で、サービスの質が変化することは、皆様もご存知だと思われます。だからこそ、医院の質の向上には、チームメンバーのモチベーション・力量の向上が重要なカギとなります。

たとえば〝頑張って結果を出したチームメンバーと、怠けて仕事をしているチームメンバーの評価が同じ〟または〝頑張っても評価が何も得られない〟〝問題点ばかりを指摘される〟という職場環境では、より向上しようというチームメンバーが育たなくても仕方ありません。

図表 14　クオリティーマネージャーによる院内ツアー

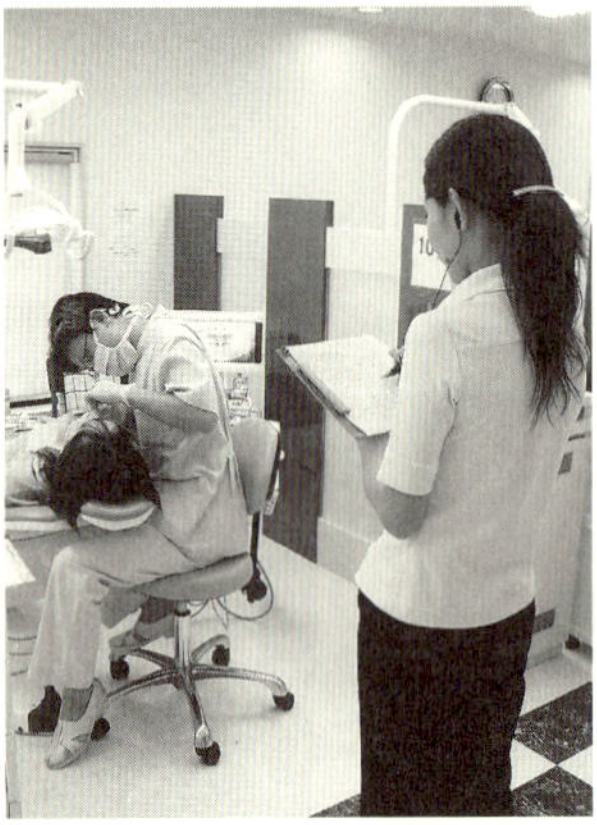

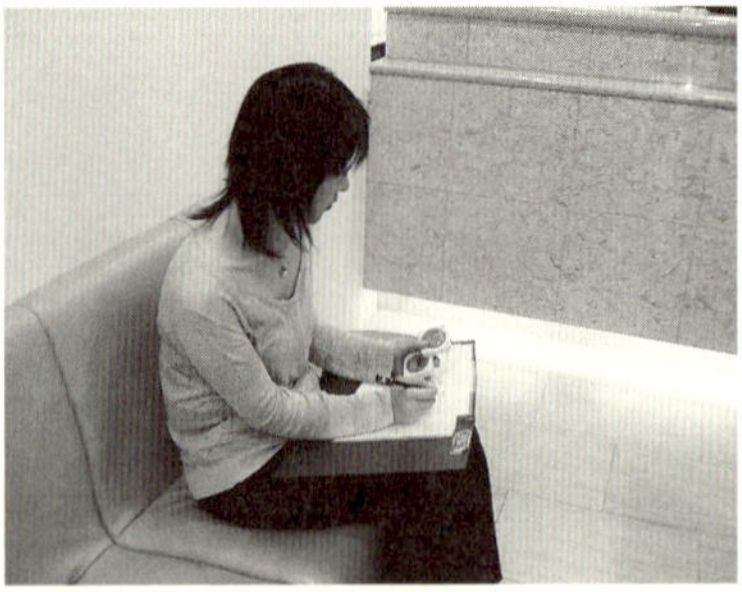

当院では、患者様からの目線で院内を巡る“院内ツアー”を平成18年の５月から始めました。

受付や診療室をスタッフからの目線ではなく，患者様からの目線で観察していきます。

患者様になりきり，私服で待合室に座っている場合もありますし，室内は清潔に保たれているか，応対に失礼はないか，お待たせしていないかなど，さまざまな面から観察しています。

ツアー後，報告書にツアーの結果，評価をまとめ各部門に報告します。その中で問題点があれば，各部門と連携をとりながら改善策を検討します。

まだ，クオリティーマネージャーを始めたばかりのころは，診療をしながら問題点を探していましたので，見えてくる問題に偏りがありましたが，院内ツアーの時間をとることで，診療室全体が見渡せて，さまざまな問題点が見えてくるようになりました。

ＱＭは、医院の問題点を抽出し、改善につなげる役割を担いますが、問題点だけでなく、チームメンバーの地道な努力と結果（良い点）も見つけ出して院長に伝えることや、評価につなげることも、当院では大切な役割の一つです。

ＱＭは、問題点を指摘する立場なので、嫌われ役になるかもしれません。しかし、嫌われ役になっても、嫌われ者になってはいけません。そのためにも、チームメンバーが楽しめる企画（目標達成旅行・パーティー・食事会・レクリエーション・表彰）を立案することも、当院では大切な役割の一つです。

「このような仕事は、チームメンバーをまとめる主任の仕事ではないのか？」と思われる方もいらっしゃるかもしれません。歯科医院の規模の違いで当院とは少し異なるかもしれませんが、日本の一般的な歯科医院組織構成は、院長１人、受付１人、その他女性チームメンバーが３～４名（チェアが４台）で、総勢６名ぐらいのクリニックが多いことと思います。

そこで、現在いるチームメンバーに、インフォームドカウンセラーやクオリティーマネージャーの役割を兼務してもらうのもよし、あるいは他の医院との差別化や院長自身が治療により専念できるように、新たに歯科助手を雇用するのもよいかもしれません。

大切なことは、今後どのような医院にしたいのかを、院長に明確にしていただくことだと思います。方向性やどのような人材を求めているかがきちんと示されて、初めて求めて

図表 15　**クオリティーマネージャーの改善活動一覧表**

〔院内ツアー〕

●患者様の目線に立ち，院内に目を向けるため一時的に業務から離れて行う。

●受付では，患者様と同じ状況で，患者様の立場にたち院内ツアーを行うため，私服で待合室に座り実施する。
待ち時間，整理・整頓（清潔感）、患者様応対などに視点をおく。

●問題点があれば迅速に改善活動に取り組む。クオリティーマネージャーが直接活動する場合もあるが，主には，問題点に関わる部門のチームメンバーに担当依頼・相談し，チームメンバー全体で院内改善を行う環境をつくっている。その場合のクオリティーマネージャーの役割は，問題改善の取り組みが完了したのか，継続的に実施されているかを確認し，問題点を放置させない環境をつくる。

●悪い点の指摘ばかりでなく，頑張っている良い点も探し，チームメンバーや院長に伝えることで，モチベーションアップをはかる。

●朝礼や改善チームメンバー賞の表彰などを実施。

〔患者様アンケート〕

●年に 1 回実施。患者様からの声に対して改善を行い，患者様へポスター掲示や HP 掲載で報告。

〔チームメンバーインタビュー〕

●チームメンバーに直接インタビューを行う。

●院内の業務内容だけでなく，場合により仕事環境などについても話が出ることもある。

〔クレーム・トラブル・ヒヤリハットに対する改善〕

●患者様からのクレームや医療事故につながる恐れのあった行為などに対しては，翌日中にチームメンバー全員に伝達される。チームメンバー皆が注意できる環境がつくられている。

●注意するだけでは，問題が再度起こる可能性があるため，再発防止策を必ず提案する。クオリティーマネージャーは，その再発防止策が実施されているか，問題は出ていないかを確認する役割も担う。

〔教育訓練の活動状況の確認〕

●新人教育（研修）が予定どおりに実行されているか確認を行う。

●進捗に遅れがない状況をつくる。

いるチームメンバーが育っていくと思います。

当院では、ＱＭが３名います。それぞれが毎日ＱＭの仕事をしているわけではなく、受付や歯科衛生士もその役割を兼務しています。図表15に、当院におけるＱＭの主な改善活動を一覧表にしました。とくに品質（歯科医療サービス）改善に視点を絞り、院内のシステム上の問題解決に取り組む役割を担っています。

(4)　クオリティーマネージャーの仕事は家庭でもできる

私は、りょうき歯科クリニックの勤務の中で、本当にさまざまな経験をしました。受付、助手、秘書、そしてＱＭやＩＳＯインストラクターの業務など。

実は、現在（２００７年2月）結婚後の子づくりのため退職しています。退職した私が自宅にいながら仕事に関われるのも、ＱＭという職種があるからだと感じています。

これから母になり、子育てを行っていく中で、一度は仕事から離れなければなりません。とくに歯科業界は終了時間も遅く、多くの女性は仕事と家庭の両立のむずかしさを経験されていることでしょう。しかし、生活をしていく上で、少しでも収入があればありがたいことです。

幸い私は自宅にいながら仕事をし、必要なときに出勤させていただいてます。こうしたことができるのも、ＱＭの仕事の中には、ずっと医院にいなくてもできることがあるからです。

歯科業界は女性が多く働く職場ではありますが、今までは女性が仕事で自己実現をはかれるような環境がないに等しかったといえます。女性にとっては、きわめて不安定な職場環境でもあったのです。

安心して働ける職場だからこそ、働く側のモチベーションも向上するのではないでしょうか。「ここでスキルを上げたい」「ここでずっと働きたい」そう思ったときこそ、医院のことを考える余裕が生まれるのだと思います。

与えられた仕事をきちんとこなすことや、仕事に対する責任感を持つことは社会人として当然ですが、医院のためを本当に思って働けるのは、働く側が安心して働ける職場環境があることも関係すると思います。

現在、りょうき歯科では、女性が仕事の中で自己実現を達成できる環境を構築中です。多くの歯科医院で女性が長年働ける環境ができれば、歯科業界に著しい変化が起きるのではないでしょうか。良い人材を手に入れるには、良い人材が入ってくる環境も必要だと思います。私自身が良い人材とはいえませんが、安心して働ける職場をつくっていただけたことに感謝しています。

6 チームメンバーを生かす風土づくりが先決！

(1)「～すべき」ではなく「～をしよう！」に

インフォームドカウンセラーも、クオリティーマネージャーも、医院の組織づくりの一環として存在するものです。

とくに、スタッフ主導型の組織づくりをすすめるのに、どうしても頭の中でプロセスを整理する必要があります。

それは、

①風土・カルチャーづくり
②理念・ルールづくり
③チームメンバーを知ること
④チームメンバーの教育
⑤チームメンバーの評価
⑥チームメンバーの目標達成

以上の６つです。

当院でも、こうしたプロセスにもとづいた土台をつくっていない時代がありました。

「男性も女性も、母性本能と父性本能の両方をもっている」といわれます。母性のキーワードは「温かい」「包まれている」「安心」です。一方、父性のキーワードは「厳格」「ルール」「理念」です。

たとえば、以前の当院の朝礼は「昨日、診療室内で決めたルールが守られていませんでした。今後は注意してください」という話を主にしたものでした。朝一番から、なんだか暗い雰囲気になって、1日が始まっていたのです。そこでは「〜すべき」という父性だけがしっかりと出ていたわけです。

「開業当初の院長は借金も抱えているし、同期にも負けないようにしなくては……」という個人的に大きな使命をもって、チームメンバーを将棋の駒のように考えてしまいがちです。

当時は私も似たようなもので、「これではいけない」と思ったものです。とにかくいっている自分も嫌だなと感じていましたし、チームメンバーみんなが暗くなっていました。それでも当時は、嫌なことをいうのが院長の役割だと信じていました。

しかし今では、本当に嫌なことは中間管理職にいってもらうようにしています。つまり、「嫌われ役はできるだけ院長にやらせない」というのが持論になってきました。

まず院長は、母性から入らなくてはいけません。「温かい」「安心」という風土をどうつくるかを考えることです。そして「～しよう！」という雰囲気づくりを目指しました。具体的には、当院では「グッド&ニュー」「バースデイサークル」という手法・企画を用いています。

(2) グッド&ニュー

「グッド&ニュー」というのは、朝礼などで1人のチームメンバーに、過去1週間以内に経験した嬉しかったこと・楽しかったことを、みんなの前で発表してもらう、それだけです。それを聞いてみんなが拍手をします。

たとえば私ですと、「昨日は久しぶりに仕事を離れて、娘と一緒にすごす時間をもちました。娘に〝パパと一緒に食事をするのを楽しみにしていた〟といわれ、とても嬉しかった」といった感じの話です。それを聞いたチームメンバーは、「あれ？　院長って意外に人間味があったんだ」と思ったりするわけです。

ブログも「グッド&ニュー」に似たツールだといえます。ホームページ上に診療時間や地図などを載せていても、院長の〝人となり〟は伝えられませんが、たとえば「僕は小学校時代、こんな少年でした」という話題とともに、バットを持って野球帽をかぶっている写真を掲載します。そしてその後いかようにして、自分は歯科医になったかをブログ上で語ります。歯科医になって嬉しかったことを書いていくと、それを読んだ患者様の、院長に対する見方はすごく変わってくるはずです。

グッド&ニューもブログも、その人の〝人となり〟を開示する手法の一つなのです。

「グッド&ニュー」に取り組もうと思ってから2年ほど経ちますが、最初は「そんなに変わるのかな。やってみたいけど、ちょっと恥ずかしいな」と思ったものです。今まで「こうすべきだ！」といっていた人間が、いきなり「娘と一緒に……」というのは、たしかに抵抗があります。

しかしそれは、私の〝人となり〟がそれまでチームメンバーに見えていなかったから、恥ずかしいわけです。院長とチームメンバーの間に限らず、チームメンバー同士もまた、お互いに見えていなかったことが多かったようです。

朝礼で「グッド&ニュー」を実践するようになってから、それまでシーンとしていた朝礼が、笑いと拍手に包まれるようになりました。そこから1日が始まるのですから、ここには大きな違いが生じます。

(3) バースデイサークル

もう一つの「バースデイサークル」というのも有効なツールです。これは、チームメンバーの誕生日に、おめでとうの言葉のほかに、各チームメンバーが、色紙にひと言メッセージを書いて、そのチームメンバーに渡すのです。その一番上には「○○さんがいてくれて良かった」と書いてあり、これをみんなで読み上げます。

以前は、院長である私が花束を贈っていましたが、「バースデイサークル」を実施するようになってからは、院内の雰囲気が大きく変わりました。聞いていて涙するチームメンバーもいます。

こうした取り組みを続けることによって、チームメンバー同士の親密度が増して、朝礼の雰囲気、さらには院内の雰囲気がガラッと変わってきました。それまでは親睦を深めるために、食事会を開いたりしていましたが、そう頻繁にできるわけではありません。しかし、朝礼は毎日ありますから、10分のうち最初の５分をそうした時間に当てていれば、食事会以上の効果が期待できます。

当院では、この「バースデイサークル」をきっかけにして、たとえばチームメンバーの退職時の送別会のときにチームメンバーが自主的に色紙を用意する、色紙の代わりにビデオを編集する、パワーポイントに一緒に行った旅行の写真などを入れてＣＤで渡すなどの広がりを見せています。

贈る側のチームメンバーが、そうしたものをつくる時は、もちろん仕事が終わってから作業をしています。誰のためにつくっているのかといえば、退職するチームメンバーのためにつくっているわけですが、つくっている側も、いずれ退職するときに、仲間から感動をもらえるはずです。また、新人のチームメンバーが、この職場に就職して良かったと思

図表16　目標達成旅行でのパーティ（サイパンにて）

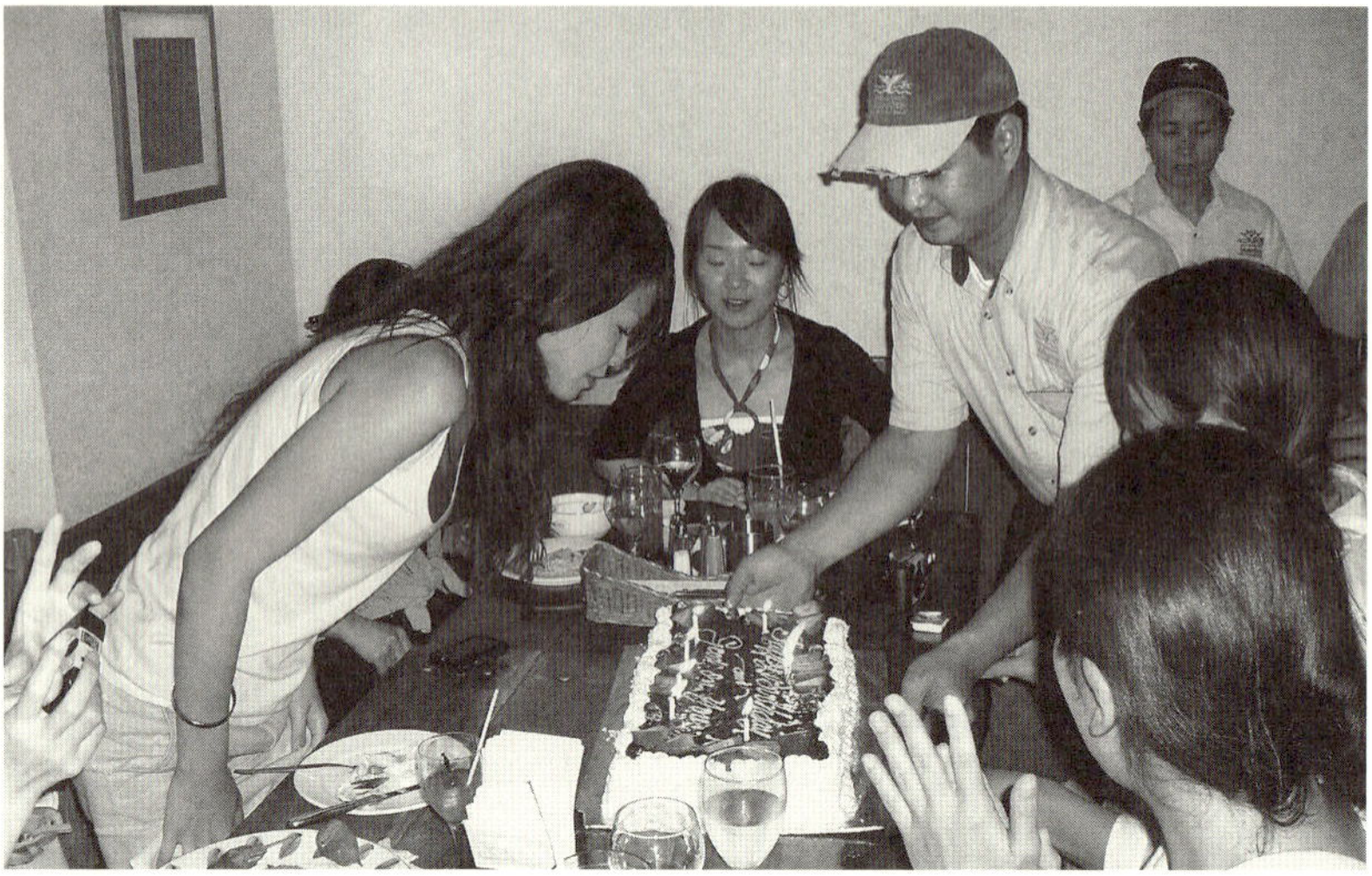

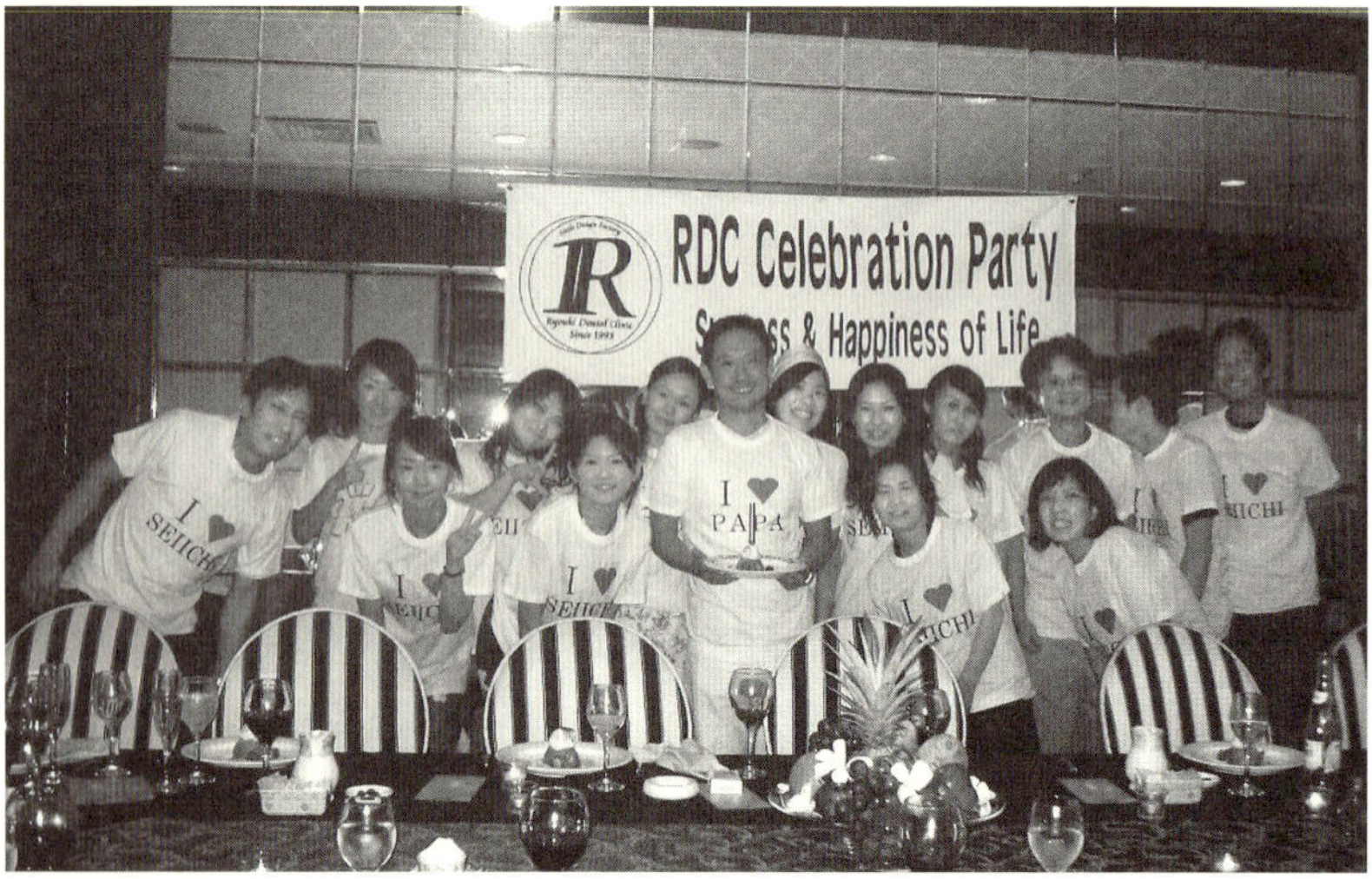

える瞬間でもあると信じています。

ここには「喜ばせよう。感動させよう」という気持ちが生まれています。そして、退職者はいつでも医院に顔を出して帰ってこれる雰囲気がつくられます。この土壌こそが、私の考える風土なのです。

こうした風土ができてしまえば、同僚であるチームメンバーを喜ばせようと思うのと同じように、患者様を喜ばせる気持ちが醸成され、それがビジネスマインドにもつながってくるのです。

それは、家族間の関係にしても同じです。家族がうまくいっていないのに仕事がうまくいくかといえば、それは疑問です。私自身は、家族に接するのと同じような気持ちで、チームメンバーに接するようにしています。もちろん公私混同はしませんが、気持ちの持ちようとしてはそういったことです。

家庭においてのパートナーは妻子ですし、仕事においてのパートナーはチームメンバーです。愛情なくして、よい家庭も職場も築けないということでしょう。

こうした風土が出来上がった後に、はじめて「何やってるんだ、お前は！」と父性を出せばいいわけです。それまで以上に厳しいことをいっても、風土ができていればそこには信頼関係があるので、叱られたチームメンバーも受け入れやすくなります。チームメンバーを叱るときは「愛情をもって叱ってくれている」と、思ってもらうことが肝心です。

その逆に、あとから母性を出しても、なかなかうまくいかないものです。

ですから、インフォームドカウンセラー、クオリティーマネージャーの舞台の根底には、愛情と同時に風土が必要になります。とくにクオリティーマネージャーは、院内で嫌われ役を担わなければいけない部分もあるかもしれませんが、風土がなければ、そういった監査的な仕事も、うまく機能していきません。

(4) タウンミーティング

最近（平成19年より）、当院で導入した企画に「タウンミーティング」があります。1年に3～4回、院外にて当院の現状および展望を話し合い、そしてレクリエーションがあります。

これは、全チームメンバーが院外で気分を変えて院内の改善点・展望、各メンバーの悩みなどを話したり、課題を決めてチームごとに発表しあう企画です。

こうしたミーティングの後の食事会では、がらりと雰囲気を変えて、ベストドレッサー賞の発表やゲームをセッティングし、上下・年齢の区別なく楽しんでもらいます。このような取り組みを通じて、母性の風土をつくりたいと願っています。

7 評価システムの具体的手法

チームメンバーの評価は、まずその必要性を院長自身が認識することから始まります。つまり、医院がどのような人材を求めているのか。また、どのくらいの期間で、どのような人材に育ってほしいのかを明確にする必要があります。

この点が明確になっていなければ、チームメンバーは何が求められているのかが理解できません。そのために、「スキルレベルフレーム」とよばれる表（図表17）に、その内容を書き込みます。

次に、業務ができているかできていないかの判断も必要ですが、業務を行う上での姿勢を評価する「行動基準書」（図表18）という表を作成します。

これは、医院側が求める仕事に対する姿勢、取組度などを判断する評価表です。この評価表によって、各スキルレベルに求められる行動基準内容がそれぞれわかるようになっています。

このように、まずは医院の求めるべき人材を明確化して、目指すべき方向性を各チームメンバーが理解できるように仕上げておくべきです。

また、チーム・チームメンバーそれぞれが目標設定することも重要です。目標カード（図表19）に記入し、最終結果を医院側の評価のみならず、自己評価を行う仕組みも取り入れています。自己評価を行うことで、復習（再確認）でき、自分自身を見直すよい機会になると考えています。

その他、さまざまな一連の評価結果から、各スキルレベルの段階で決められた給与額を支給します。給与額は年功序列ではなく、頑張っている人・結果を出した人により評価を行うかたちとなります。

何年勤務したからではなくて、力量があるチームメンバーは、それ相応の給与体系となるのです。もちろん、評価が低ければ下がる場合もあります。

しかし、結果を残せば評価につながることが具体化されることによって、チームメンバーが医院の方向性を理解して、価値観を共有し、より医院が活性化されることが期待できます。

図表 17　りょうき歯科クリニックのスキルレベルフレーム

		能力定義		人事考課要件（ボーナス・昇給対象）
		管理職	技能職	
マネジメント能力	スーパースキル	**「理念を語る」** 経営者の補佐役として，経営戦略の策定に参画し，スタッフ全員に理念を伝達するとともに，部下の能力を引き出し，ヤル気にさせることができる。	**「技能特級」** 内外ともに認められる技能と知識・実績をもち，経営業績に深く貢献できるとともに，下級者への専門的な指導・助言ができる。	●行動基準書 ●目標カード
マネジメント能力	アッパースキル	**「業務改善・システム構築」** 上司の補佐をしながら，クリニック全体の業務に対し，改善提案ができ，システム構築に対しても積極的に取り組むことができる。	**「技能上級」** テクニカルなシステムを構築することができ，業務推進ができる。	●行動基準書 ●目標カード
マネジメント能力	ミディアムスキル	**「チームをまとめる」** 業務全般を理解し，段取りを考えながら，複数の人をまとめ指導し，的確な助言をしながら業務を推進できる。	**「技能中級」** 幅広く，技能と知識をもって，日常のあらゆる業務に対処できる。	●行動基準書 ●目標カード
業務執行能力	プレミディアムスキル	**「ビギナースキルに対しての指導・育成」** 的確に，また効率よく担当業務をこなし，ビギナースキルの下級者に対して，指導ができる。	**「技能初級」** 担当する業務・技能の幅を広げ，技術レベルアップを積極的に行うことができる。	●教育チェックシート（５点が８割以上） ●行動基準書 ●目標カード
業務執行能力	ベーシックスキル	**「仕事・業務をこなす」** 先輩・上司の指導を受けながら，日常の決まった業務を行うことができる。		●教育チェックシート（３点が８割以上） ●行動基準書
業務執行能力	研修	先輩・上司の指導を受けながら，日々努力する。		

※入社半年未満は，人事考課（評価）の対象としない。
※スキルアップ要件：上位のスキルレベルにレベルアップするためには，所属するスキルレベルのスキルアップ要件を満たす必要がある。

図表 18

行動基準書の例

	項目・着眼点	2	3	4	5
規律性	**1.身だしなみ・態度** 身だしなみについて，TPOを考慮し，好印象を心がける	着衣の汚れ、爪が伸びている，髪の毛の色が目立つ，前髪が目にかかっているなど，注意を受けることがある	普通	常に清潔な状態	スタッフの見本となり，誰からも好感を持たれる状態。常に清潔で他人へ注意を促すこともできる
	2.あいさつ・返事 自分からすすんで，明るく元気なあいさつを心がける	時々できていない	事務的にできている	明るく元気にできている	いつも自分からすすんで明るく元気にできており，患者様，お客様，業者様，スタッフからお褒めの言葉がある
積極性	**3.空き時間の過ごし方** アイドルタイムについても業務に貢献できるよう心がける	何をすべきかわかっていない	指示されることもあるが，自ら仕事を探すことができる	積極的に仕事を探し無駄な時間をつくらない	空き時間を有効に使い，仕事の改善や能率の増進に努力している
	4.技術・知識の向上 常に担当業務の質を高めるために，積極的に技術・知識の向上に心がける	基礎的な技術・知識に不足しているところがある	基礎的な技術・知識がある	自らすすんで技術・知識の修得を行っている	向上した技術・知識の成果を医院にフィードバックできる
教育	**5.教育者としての責任** 教育担当者以外をも巻き込んで，教育の環境を整え，教育・指導ができる	教えることはするが，教えたままで評価時期までにできているのかの確認はせず，本来の指導・育成の意味を理解していない部分がある	教えた後の確認も行い，早い段階で新人が１人立ちできるように気にかけ，指導・育成を行っている	新人のメンタル面も気にして，何かあれば何らかの行動を行っている	医院全体で教育する環境がつくれる
理念	**6.理念を語る** 基本理念・経営理念・哲学が語れる	理解しているが語れない，自分自身実行できていないことがある	理解しているが語れない，自分自身実行はできている	理解し伝えられるが，１人ひとりの能力を引き出したり，組織力を上げたりできない	１人ひとりの能力を引き出せること。院長の代行ができる。全体の組織力を上げる

図表 19　目標カード

年度　　期（○年○／○〜○年○／○）

	目標項目（達成基準） ※何をもって達成と判断するのかも記入すること	目標値	達成するための手段・方法	ウェイト	結果	途中上司確認 （　月　日）	自己採点 （　月　日）	最終 上司確認 （　月　日）	最終 院長確認 （　月　日）
計画目標（品質目標）	医院から与えられる目標			%					
自己啓発目標	自身で考える目標			%					
数値目標	医院から与えられる目標 or 自身で考える目標			%					

目標カード作成完了日：　　年　　月　　日

部門名

氏名

本人	上司	院長

8 評価をいかにして給与に連動させるか

以前の当院では、私と社会保険労務士がつくった評価システムを使用していましたが、あまりうまく機能していませんでした。そのため、現在は、チームメンバーが主導となり、社会保険労務士がそれに対してアドバイスをして決めた評価システムを、院長がチェックする形式にしています。

実際に「こうしてほしい」という意見は、チームメンバーからどんどん上がってきます。社会保険労務士はそれを聞いて、フェアかフェアじゃないかを中立的立場で判断し、評価システムをつくるのです。

ただし、評価に対する基本的な考え方は、社会保険労務士など外部の専門家に、必ず院長から明確に伝えておかなければなりません。評価の仕組みというのは、院長の声でもあるからです。

それには、チームメンバーとしてどうしたらこの医院では認めてもらえるのかを、明確にすることです。

たとえば他の医院では、あることをすると非常に評価されるとします。ところが、当医

図表 20　評価システム　人事制度全体図

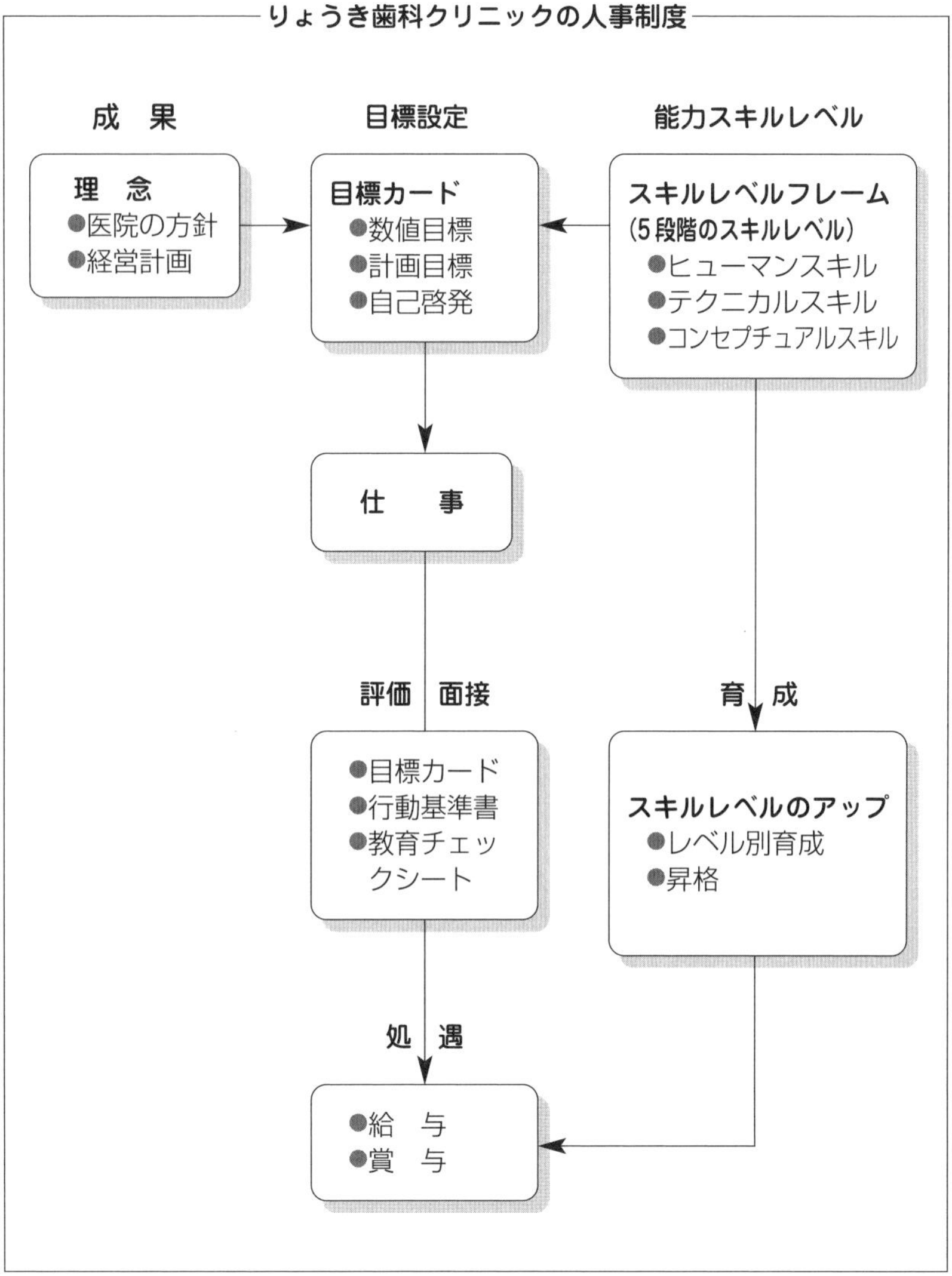
りょうき歯科クリニックの人事制度
成　果
目標設定
能力スキルレベル
理　念
●医院の方針
●経営計画
目標カード
●数値目標
●計画目標
●自己啓発
スキルレベルフレーム
（5段階のスキルレベル）
●ヒューマンスキル
●テクニカルスキル
●コンセプチュアルスキル
仕　事
評価　面接
育　成
●目標カード
●行動基準書
●教育チェックシート
スキルレベルのアップ
●レベル別育成
●昇格
処　遇
●給　与
●賞　与

院では、それが真ん中くらいの評価だったとします。どちらも良いことをやっているのは確かであっても、評価のレベルが違うわけです。つまり、方向性・理念に向けて評価が決まるということです。そこを連動させることが重要です。

院内のすべてのことが一貫していてはじめて、チームメンバーは「なるほど、院長のいっていることはよくわかる」と納得します。逆に、医院のビジョン（院長個人だけでなく）に賛同できない場合も明確に判断できるわけです。そうして価値観の合った人間が残っていくことになります。それが組織全体としてのスキルアップにつながり、効率化につながっていくと思っています。

評価に関しては、各医院によってつくり方や内容、評価方法が、当然ながら異なると思いますので、当院の評価システムが絶対的なものとは思っていません。ただ、評価をする仕組みなり、考えが、ある程度明文化された上で「評価」が存在している――この事実が重要なのです。

第5章

チームメンバー主導の経営改善・業績アップに積極的に取り組む

1 歯科医院にＩＳＯ９００１システムを導入する

医院内の品質管理に関わる仕事は、整理整頓から始まり、滅菌消毒、その日に行った治療に対する説明、チームメンバーがどれだけ研修に参加し、研鑽を積んでいるのかというチェック、クレーム・トラブル・ヒヤリハットの回避……など多岐にわたります。

また、マイナスをプラスにもっていく改善もあれば、プラスをよりプラスにする改善もあります。さらには、ルールが決まっていることに対して違反が起きたときに、どう対処すべきか——そうしたことをすべて包括できるものとして、私が行き着いたのがＩＳＯ９００１システムです。

歯科業界にはまだそれほど、ＩＳＯに精通している方はいません。基本的には品質管理システムを構築し、前述したＰＤＣＡサイクルを回す役割が、ＩＳＯ９００１にはあるといえます。

ただし、本書では、ＩＳＯ９００１のシステムの詳細を誌面の関係上述べるわけにはいきませんので、詳しくお知りになりたい方は、私が代表をさせていただいている歯科ネットワーク会のホームページ（http://www.iso9001dental.com/）をご覧ください。

〔品質年度方針の例〕

品質年度方針（今年のテーマ）
たとえば、定期検診率 80％を目指す
↓
各部門（または個人）の取り組みを３ヵ月単位で
スケジュール化し、目標値と実績値を比較する
↓
各部門（または個人）に改善提案を発表させるか、
改善策を実行する

さて、クオリティーマネージャーの仕事は多岐にわたりますが、このＩＳＯ９００１の運営管理も、当院ではクオリティーマネージャーに担当してもらっています。しかし、ＩＳＯ９００１システムを導入していない医院も多いと思いますし、このシステムを導入していないとクオリティーマネージャーの役割ができないということではありません。

当院の例をあげますと「今年は何を目指そう」という〝品質年度方針〟を作成しています。そこには、医院として何を目指すかが書かれ、それにもとづいてチームごとに何を目指すかを決めていきます。

しかし、多くの医院にとって、まだＩＳＯの概念が浸透していないので、その一歩手前であるＩＳＯ９００１の考え方・概念をモチーフに改善を行うと、非常に有効だと思います。

2 ISO9001の導入が難しければ、その考え方をモチーフにする

ISO9001は〝PDCAサイクル〟がモチーフとなっています。

PDCAサイクルとは、別名マネジメントサイクルともいわれ、**計画（Plan）→実行（Do）→確認（Check）→改善（Action）→再計画**（図表21参照）と、PDCAの順に実施し、最後の改善を次の計画に結びつけ、品質の維持・向上や継続的な業務改善活動などを行うことをいいます。ISO9001の導入が難しければ、このPDCAサイクルを利用し、院内のシステムを見直すことをおすすめします。まずは一つひとつの業務に、このPDCAサイクルを当てはめて考えてみましょう。

たとえば、新人教育について、PDCAサイクルに当てはめてみます。

●**計画（Plan）**→新人が一人前になるまでの個々の研修計画を立てる（研修内容・研修期間・教育担当者・手法を明確にする）。以前の研修カリキュラムの内容から不備事項を改善する。

●**実行（Do）**→計画段階で立てた研修計画を実行する（研修開始）。

●**確認（Check）**→計画段階で立てた研修計画どおりに、新人教育を行った結果を確認

図表21　ＰＤＣＡサイクル（継続的改善）

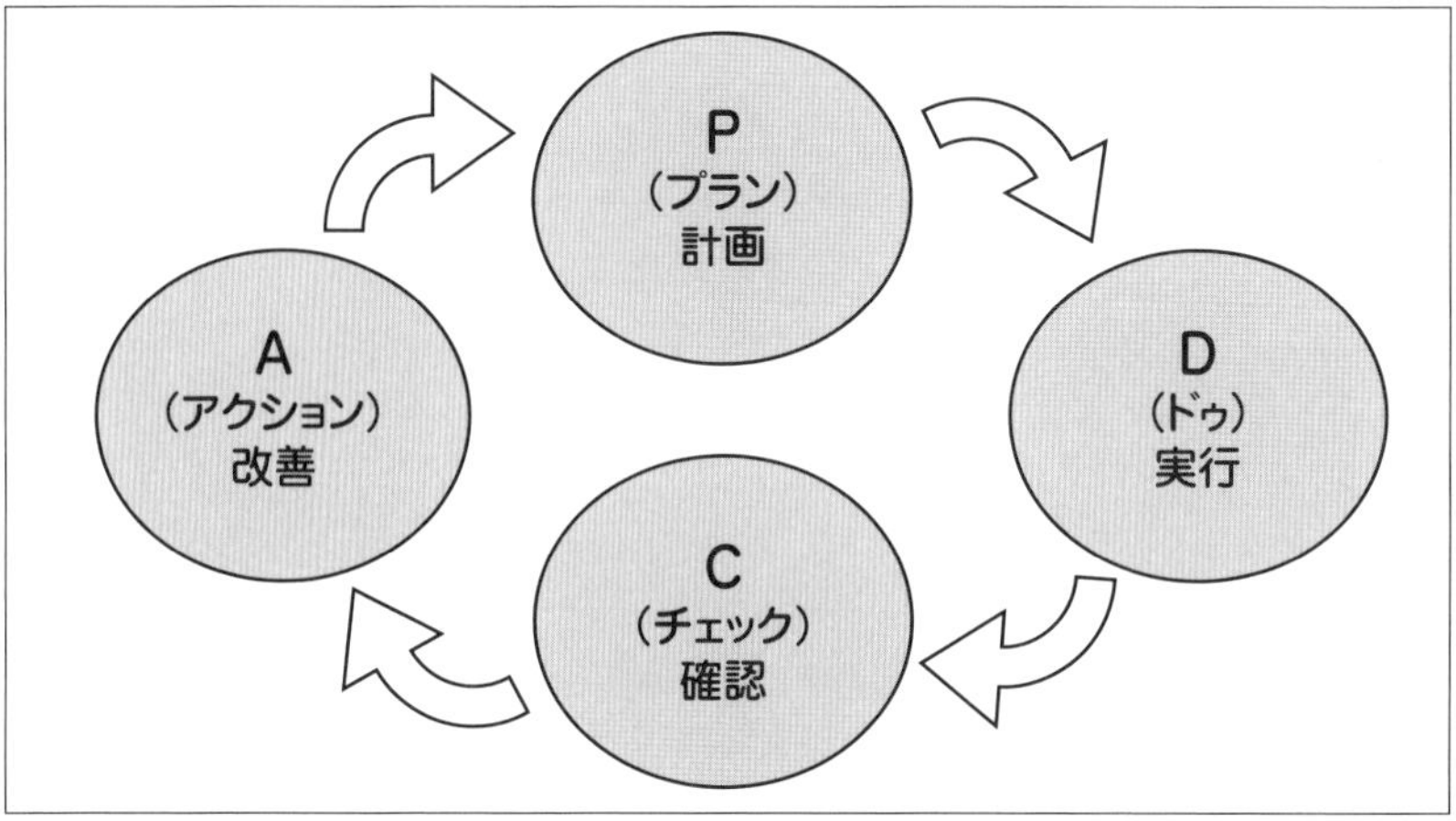

する。

新人は育ったのか？

まだ、できていない部分はないか？

内容をどの程度理解しているか？

研修計画に問題はなかったのか？

研修手法に問題はなかったのか？

●**改善（Action）**→確認を行い、問題点があれば改善を行う

→その後、新たな研修計画・研修手法を再度立てる。

などのように、さまざまな課題にＰＤＣＡサイクルを当てはめてみてください。医院の弱点・問題点が浮き彫りになってくると思われます。

そして、その問題点をそのままにせず、解決することが、ＰＤＣＡサイクル活用の第一歩となります。

3 コミュニケーションが組織効率をアップする

(1) コミュニケーション技法を習得する

コミュニケーションは、大きく2つに分けることができます。

一つは公的なもので、医院の中で取り交わされるものです。たとえば、ミーティング・会議・討論、業務上の命令・連絡・中間報告・結果報告など、仕事に関するすべてのやり取りのことです。

もう一つのコミュニケーションは私的なもので、家族や友達などの間で取り交わされる自由な会話です。

どちらのコミュニケーションも基本は相手にわかりやすく、必要に応じて敬語や謙譲語などの表現をつかい、対する相手に心地よく良好な関係ができるように、意思の疎通をはかるものです。つまり、コミュニケーション技法とは、これらをスムーズかつ的確に行うための技法であり、これは幼児期からの親子関係や、学校での教師・友人などとのやり取りの中から、自然に習得していくものです。

しかし最近では、一概にはいえませんが、世代間のズレや人間関係の希薄さや、話さずとも意思疎通ができるメールなどのやり取りにより、対人のコミュニケーション能力の低下が問題になっています。しかも、歯科医院に来院される患者様は老若男女、年齢もさまざまです。簡単にコミュニケーションといっても、なかなか難しい側面があります。

また、歯科医療はチーム医療の色彩が強く、チーム内でのコミュニケーションがうまくはかられないと、治療行為自体がスムーズにいかないケースも生じます。

(2)　いろいろな患者様と話すこと

コミュニケーション技法を習得するには、まずいろいろな患者様や他人と話すことが一番です。多くの人たちと会話をすることで、自分を理解してもらうために、話し方を工夫する必要が生じますし、ボキャブラリーも増やさなければなりません。時には、意見や言葉の食い違いで、相手を怒らせてしまうかもしれませんが、その失敗から学んだり、新しい発見があったりもするでしょう。

当院では、コミュニケーションのスキルアップの取り組みとして、ＮＬＰ（神経言語プログラミング：Neuro-Linguistic Programming）を用いたコミュニケーションを院内でセミナー形式で勉強したり、日本先進技術歯科センターが企画しているＤＥＡセミナー（http://www.jatdc.com）で、コミュニケーション技法を学習しています（133ページでＮＬＰについて、当院の歯科医師が解説をします）。

コミュニケーション技法・話法は、ある意味で積極的に勉強しなければ身につかないでしょう。勉強するのはそんなに難しいことではありません。コミュニケーション技法を高めるための本はたくさん出ていますから、それを読んで日々実践するしかありません。勉強したりスキルアップをはかるには、やはり評価が必要になります。外部からの第三者評価があれば一番いいと思います。

たとえば当院では、患者様になりすましたコンサルタント会社の人に、当院に電話をしてもらいます。そこでテープを取って、患者様に対する応対を見て、評価が下されます。「僕の知らないところで、こんな話し方をしているのか」と。また電話だけではなく、実際にスケーリングを受けたりといったことも可能です。

また当院では、診療を半日休診して、毎月1回、ビジネスマナーの先生で有名な大森知子先生にお越しいただき、チームメンバーに6ヵ月のコースを受講させています。

図表22　マナーズセミナー

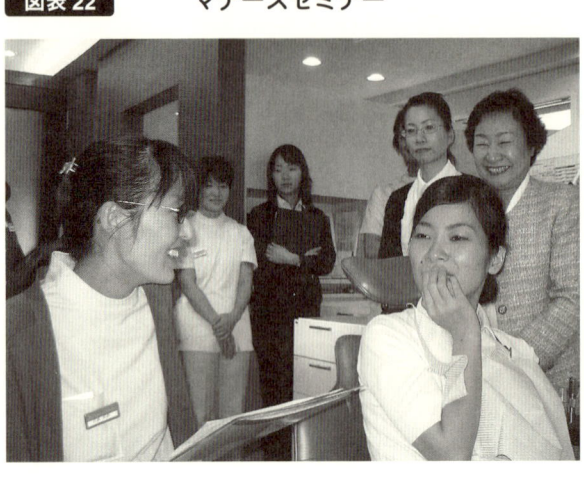

4 ＮＬＰ（神経言語プログラミング）を用いたコミュニケーション

―黒飛一志―

ここでは、私、りょうき歯科クリニックの歯科医師、黒飛一志が当院でのＮＬＰの活用について解説いたします。

まず、ＮＬＰとは何か。ＮＬＰとは、Neuro-Linguistic Programming の略で、日本語では「神経言語プログラミング」と訳されています。

１９７０年代半ば、アメリカのリチャード・バンドラーとジョン・グリンダーにより編み出されたプログラムで、卓越したコミュニケーション能力のある人と平均的な結果しか出せない人との「違いを創る違い」を見つけ出し、誰でも応用可能な状態へと体系化したものがＮＬＰです。

つまり、誰が使っても卓越した人たちと同じ素晴らしいコミュニケーションを遂げることができるツール、それがＮＬＰ（神経言語プログラミング）といわれています。

当院ではまず、私が東京のＮＬＰセミナーに参加したり、本を読んで勉強したりして、それを現在のりょうき歯科クリニックに導入しています。

たとえば、患者様に対して「痛みはありますか?」とは聞かずに、私たちは、「大丈夫でしょうか?」と聞きます。なぜなら、「痛みはありますか?」と聞くと、患者様は頭の中で、「痛い」という状態を想像してしまいます。それに対して、「大丈夫ですか?」と聞くと、患者様は頭の中で、「大丈夫」という状態を想像するのです。

つまり、私たち医療者がいった言葉によって、患者様の状態が変わってしまう例です。

また、人間は五感を通して外界から情報を受け取り、言語・非言語による脳での意味づけによって、外界や出来事を認識しています。五感とは、視覚・聴覚・触覚・嗅覚・味覚の5つの感覚のことです。この中で、歯科医院では、視覚(V)・聴覚(A)・触覚(K)が重要となってきます。

患者様が主に頼っている感覚を明確にすることができれば、その患者様にもっとも響く説明やコミュニケーションをとることができます。

たとえば、主に視覚に頼っている患者様に対しては、治療説明ツールでイメージを多く見せたり、ミラーでお口の中を見てもらったり、パソコンの画面を見てもらったりと、視覚に訴える方法でコミュニケーションをとります。

聴覚に頼っている患者様であれば、患者様にとって有益な情報をお伝えしたり、声のトーンを変えたりして、安心感を持ってもらうようにしています。

また、触覚に頼っている患者様であれば、希望される補綴物を実際に患者様に渡して、手に持ってもらったり、安心感を与えるために、患者様の肩に軽く触れたりしています。歯医者になれていない子供には、ミラーを持ってもらったり、実際に使用するピンセットを触ってもらったりもします。

これらは、当院でのＮＬＰを活かした方法のほんの一部ですが、チームメンバーに浸透させるために、毎月1回のビジョンセミナーなどで、私が講師としてセミナーを行っています。

ＮＬＰを導入してから、患者様が痛みを感じる機会が少なくなったり、より深いコミュニケーションをとることが可能となり、非常に効果が出ています。これからも、たくさんの患者様に貢献できるように、さらにＮＬＰを活用していきたいと思います。

＊ＮＬＰについて勉強されたい方は、ＤＥＡセミナーインフォームドカウンセラーコースの受講をおすすめします。

図表23　NLPのセミナー風景（中央が講師役の黒飛）

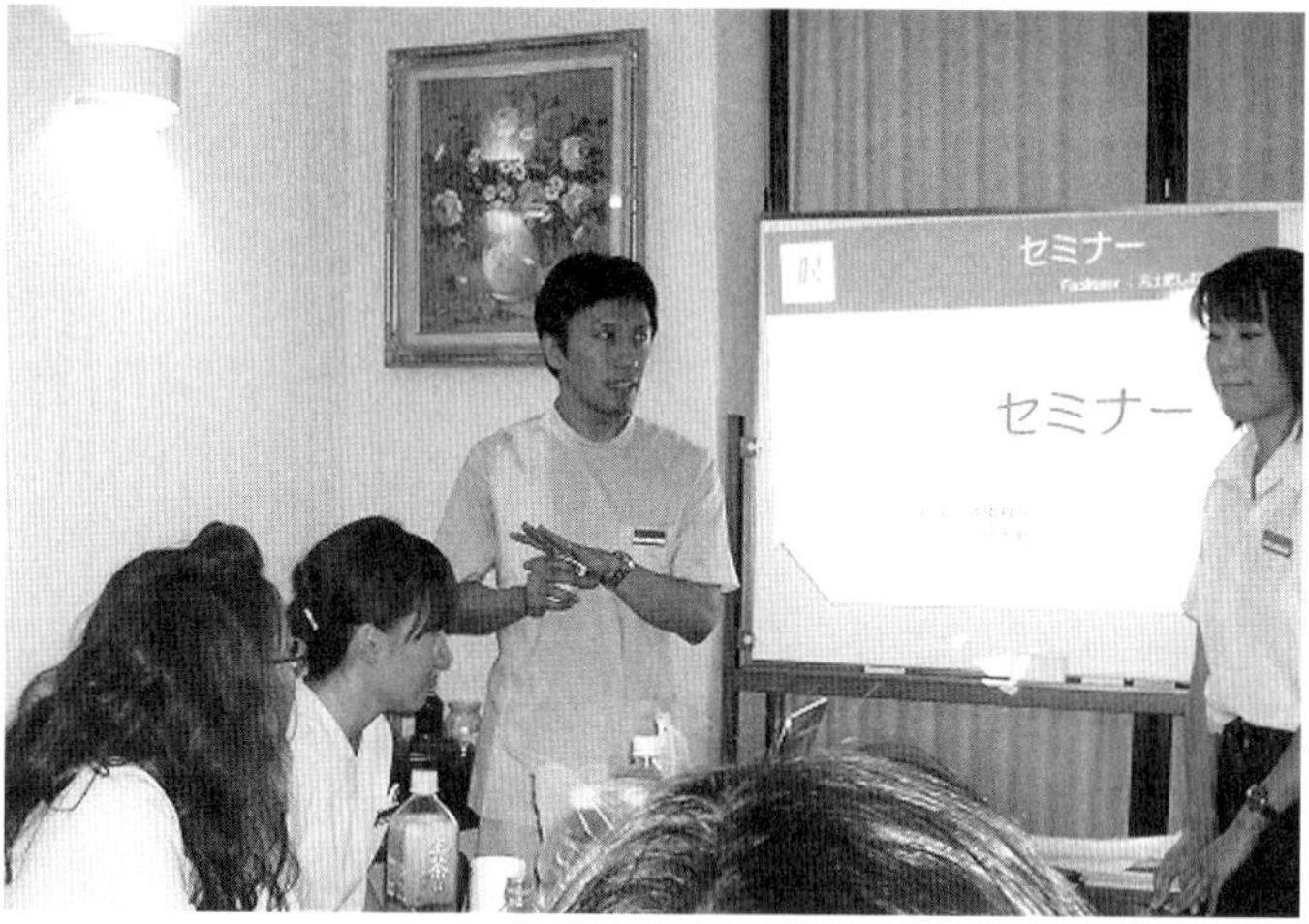

5 ミーティングで即断即決の習慣を身につける！

個々の人間一人ひとりは、機械ではないため、それぞれの生まれ持った、または環境によって形成された価値観を持っています。その上で仕事をし、必要に応じて決断を下していくことになります。

チームとは、その個々の人間一人ひとりが集まった集合体であり、ある単数、または複数の目的の下に機能しているものです。ですから、その組織の方針・考え方が明確でなければ、その一人ひとりがあくまでもその個人の価値観や考えなどをベースに行動してしまいかねません。これでは、院長の意図や考えを本当に理解し、患者様に院長自身をチームメンバーを通じて表現するのは難しいと思います。

ミーティングは、そうしたチームを構成する一人ひとりの個人が、チームの目的をよく理解している者と会し、お互いの目的に対する考えの理解度・解釈度をすり合わせ、目的をより正確に理解し、早く実現するためにはどうすればよいのかという各個人の意見交換をする場なのです。いうなれば、ミーティングはチームの潤滑油であり、個々の働きをより効率化するために必要不可欠なものです。

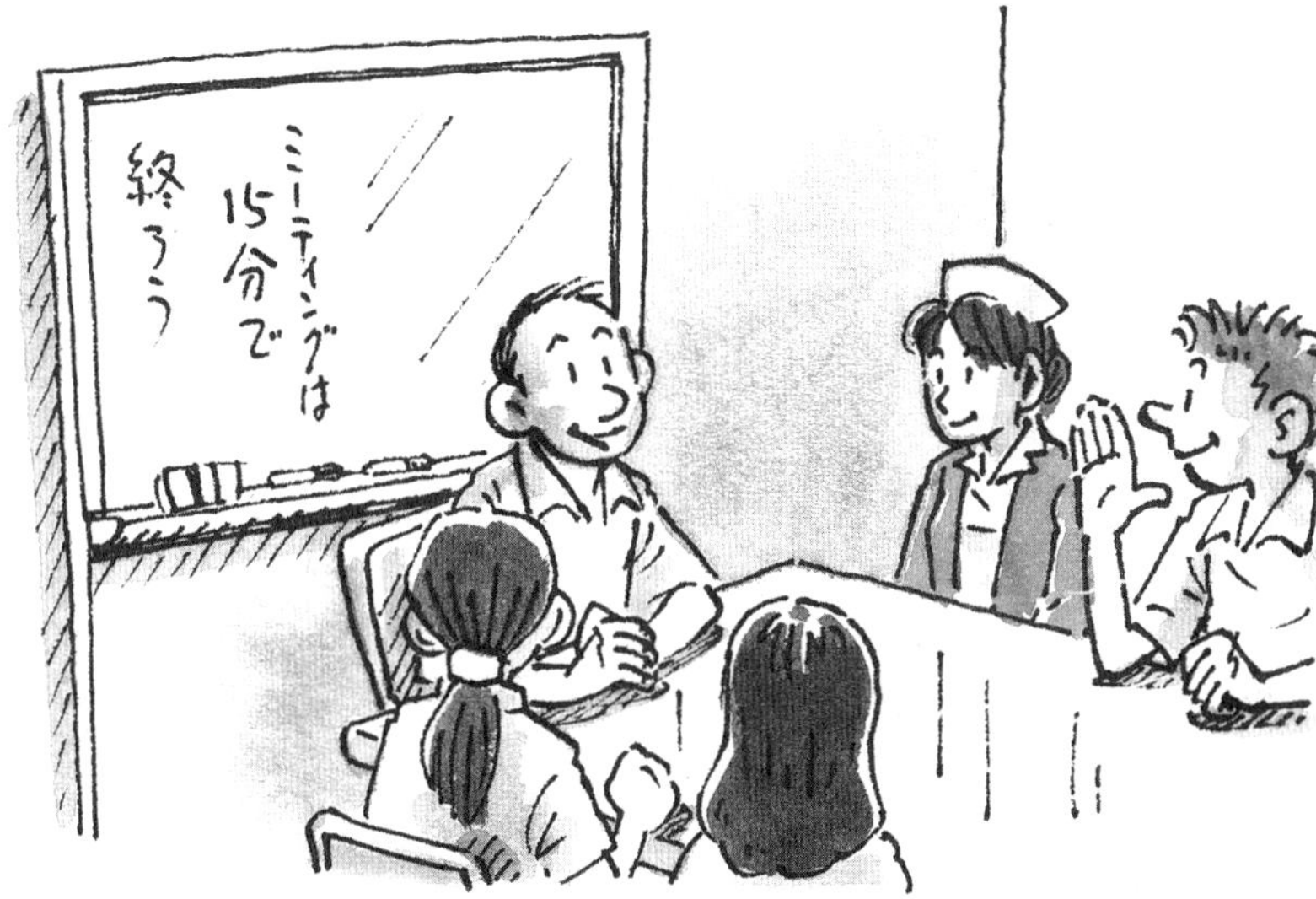

ミーティングは短時間で中身を濃く！

(1) ミーティング時間は15分がベスト！

以前は、当院でも「ミーティングの頻度が多いのに、結果が出ない」ということがよくありました。本来ミーティングは、より短くするべきで、1時間もかけて行うミーティングはあまり意味もなく、10分～15分も時間をかければかなりの話ができます。

ですから、最初は1時間くらいとっていたミーティングも、30分ぐらいにして1時間分の内容にしていくようにします。1時間も、30分も、結果はさほど変わりません。逆にいえば、それまで30分間をムダに使っていたということです。

アメリカ大統領の閣議は、2時間で国を動かせるだけの話をしているそうです。なぜそうなるかというと、準備されているからです。テーマが決まっていて、そのミーティング・会議の意義が事前にわかっている上に、ミーティングに提出される資料が事前に整理・準備されて、アイデアもテーマ決定からミーティングまでの間に練られていて、発表するだけになっているからです。ある意味で結果報告をする場なのです。

みんなが集まってから「さあ、ここでテーマを決めて、そこから考えよう」では、1時間なんてアッという間に過ぎてしまいますし、考えるだけのミーティングで終わってしまいます。どんなに長くても、30分で終わるミーティングをするべきです。

(2) 効果的なミーティングのコツ

ミーティングの目的を明確にし、「どうしたらよいか」だけの話し合いでは終わらないようにすること。そのためには、ミーティングを行う前に、事前準備が必要です。

まず日時・場所を決め、出席者の確認をとります。時間は長くても30分をメドに設定します。そのため、ミーティングは簡潔・明瞭にすすめること。チームメンバーの貴重な時間をできるかぎり有効活用するためにも、時間は患者様の来院が少ない時間帯（当院では15：00～15：30）に設定します。医院によって異なりますが、予約患者の少ないときに行うようにすると、出席率もよくなります。

事前準備としては、ミーティングのテーマを決めたら、ミーティング担当者はあらかじめ出席者に周知しておくこと。それによって、各自決められたテーマに対しての意見を準備できるようになります。各人にすでに考えておいてもらうことです。

また、ミーティング進行役はおおよその流れを決めて、時間配分を考えて進行していくべきです。事前に、ある程度の意見を集められるのであれば、その意見をまとめておくのも時間のムダを省くことになります。

ミーティングは、いつも部門別に働いているチームメンバーが一同に会すことで、一度にお互いの意見や考えを知ることができ、意識・知識のすりあわせを行うことで、認識のズレをできるだけ小さくするというメリットもあります。なお、事前に議事録記入者を決めておくのも大事なことです。

そしてとくに重要なことは、決定事項の期限（デッドライン）を明確にすることです（「いつまでに」「だれが」「何をするのか」）。また、１週間以上の期間がいる事項に関しては、スケジュールを提出してもらいます。

この15分〜30分間のスピード感あるミーティングの習慣を身につけてから、必要なときに1時間〜2時間のミーティングを行うことは、非常に有効だと思っています。このようにして、スピード感をもたせることにより、タイムマネジメントの訓練にもなり、ひいては自分自身の人生の有意義な時間の使い方までも見直してもらえるよい機会になると信じています。

6 自院独自の教育カリキュラムを構築する

これからの歯科医院は、チームメンバー向けの、ある程度の教育カリキュラムをつくっていくべきだと私は痛感しています。

私たち臨床開業医は歯科医師であって、教育者ではないだけに、しっかりした教育カリキュラムの下で、チームメンバーを育成・指導していく必要があるのです。

そうしたベースがないと、その時々によって、思いつきの教育目的や教育内容になってしまい、昨年のチームメンバーと今年のチームメンバーで指導内容が異なることになりがちです。

私事ですが、私の娘は今度小学3年生から4年生になって、学習塾が変わります。大阪では塾が乱立しているのですが、その中から一つを選ばなくてはなりません。妻と一緒にそれぞれの塾の説明会を聞きに行くと、やはり大手はどこも教育カリキュラムがしっかりしています。なおかつ、それぞれにオリジナリティもあります。教育カリキュラムは、教育産業の中でしかつくれない部分があると感じたものです。

翻って、私たち歯科のチームメンバー教育を考えたときに、体系だったカリキュラムがあるでしょうか。思いつきや、その場その場の教育になってしまっている部分はないでしょうか。

前述の日本先進技術歯科センターでは、ＤＥＡセミナーというものを開講しています。多くのセミナーでは、寝ていても起きていても修了証が発行されますが、このセミナーでは、評価システムを導入しています。何をもって修了とみなすかという点も、一つの明確な評価です。

教育カリキュラムといっても、その医院の院長の考え方・理念などによって、教育に対する考え方に違いがありますから、どの方法がベストと決めつけるわけにはいきません。

次項では当院の教育の流れ、そして教育の一貫であるマンツーマン指導のすすめ方を紹介していきますので、参考にしていただきたいと考えています。

7 マンツーマン指導の留意点と指導者としての心構え〈当院の事例より〉

りょうき歯科では、新人チームメンバーを採用すると、それぞれに「教育担当者」を決め、マンツーマン指導を行っています。新人チームメンバーの年齢・経験年数・部門を考慮し、適切と思われる教育担当者を決定します。

そこで、指導する立場から、日頃留意している点や指導方法について考えていくことにします。

当院では、採用1日目にオリエンテーションを開き、医院の方針・経営理念・ビジネスマナー、そして当院で取得しているISO9001システムなどを説明します。

医院の哲学・理念・約束事を初日に伝えることで、

「医院の方向性にそった態度で勤務してもらえるのではないか」

「りょうき歯科がどのような医院なのかを理解してもらうことで、本人自身が共に働いていけるかの判断がしやすいのではないか」

「重要な事項を漏れなく伝えることができるのではないか」

という考えで実施しています。

図表 24　研修フローチャート<指導者用マニュアル>

Ⅰ　研修フローチャートとは

入社決定後～研修修了までの流れが記載されているものです。今までに起こった問題点を改善するために作成されました。採用が決定した場合は，研修フローチャートに従い，準備を進めてください。

Ⅱ　採用決定後の流れ

①オリエンテーションは初日に必ず行うこと
オリエンテーションは，りょうき歯科クリニックの理念や風土・システムを伝達する場となります。

②事前に研修計画を立てること
日程もきちんと決めておかなければ，実施時期が遅れたり，漏れが出たり不備が起こりやすくなります。きちんと日時を事前に決定してください。

③準備物の手配
受注に日数がかかるものもあります。

④スタッフへの朝礼発表を行う
あたたかく新人を迎え入れるために，皆が知っている状態をつくりましょう。

Ⅲ　研修開始～終了

①研修の流れと資料の使い方を説明してから，研修に入ること
②必要な資料を使い行うこと
③日々語りかけ，不安・疑問点がないか気にしてあげること
④研修修了を曖昧にしないこと

---- * One Point* ----

Ⅰ　□欄にチェックを入れることで，実施漏れが防止できるようにフローチャートになっています。

Ⅱ-①　りょうき歯科クリニックを知っていただいた上で，研修に入ることで，新人自身が働いていける職場なのか判断しやすくなります。また，やってはいけないことを初めに伝達しておきましょう。それによって，後に不備やトラブルが起きにくい状況をつくることができます。

Ⅱ-②　期間・時期を明確に定めなければ，目標（基準）がぼやけてしまい，達成しにくい状況になりかねません。

Ⅱ-④　患者様へのホスピタリティはもちろんのこと，スタッフ・院長へのホスピタリティを大切に考えます。

Ⅲ-④　いつまでも研修生の気持ちではいけません。自立心や責任感を持ってもらうためにも，研修は修了だということを伝達してください。

図表 25　新人研修・指導者マニュアル（一部抜粋）

	評価項目	指導日 (指導者名)	評価 (　年　月　日)
1	入社前に必要な備品および資料が揃っている状態にしているか	／ (　　)	1　2　3　5
2	スタッフへ新入社員が来ることを事前報告し，皆があたたかく迎え入れる環境をつくっているか	／ (　　)	1　2　3　5
3	研修に入る前に，研修の流れ，教育チェックシートの使い方や研修修了時期の説明を行い，研修を開始しているか	／ (　　)	1　2　3　5
4	教育を行う時，教育チェックシートとマニュアルを見せながら行っているか	／ (　　)	1　2　3　5
5	教育を行う時，デジカメフロー図を使っているか	／ (　　)	1　2　3　5
6	日々語りかけて，不安・疑問点がないか声かけを行っているか	／ (　　)	1　2　3　5
7	教育チェックシートの目標期間内に，力量がつくように，目標期間前にできているか確認を行い，目標達成できるよう行動しているか	／ (　　)	1　2　3　5
8	教育チェックシートの評価点数は，評価基準表を参考に行っているか	／ (　　)	1　2　3　5
9	教えてすぐに評価するのではなく，間隔を空けてから，実際にできているか確認をしているか	／ (　　)	1　2　3　5
10	褒めるところは褒めているか	／ (　　)	1　2　3　5
11	注意するところは注意しているか	／ (　　)	1　2　3　5
12	「こうしてね」「これはだめだよ」ではなく，なぜなのかという理由や意義・目的も伝える説明を行っているか	／ (　　)	1　2　3　5
13	研修修了報告を院長に行い，皆の前（ラインナップ）でお疲れ様とねぎらってあげているか	／ (　　)	1　2　3　5
14	1ヵ月ごとに院長に，教育訓練状況の中間報告を行っているか	／ (　　)	1　2　3　5

新人研修は、当院で作成した「教育・評価チェックシート」や「業務マニュアル」を使用し、各段階ごとに設定している自己評価・教育者評価の目標値をすべてクリアすることで、研修終了となります。

研修に要する期間は、新人チームメンバーの経験や能力に合わせて調整しています。未経験者であれば、まずは基本的な知識やテクニックの指導に時間をかけます。経験者であれば、患者様応対や当院のシステムを理解してもらうことから始めます。しかし、基本的に研修期間は3ヵ月としています。

指導者として、新人チームメンバーの性格や特徴をつかむことも不可欠と考えています。人間は十人十色、課題を与え続け厳しく指導することで成長する人もいれば、時間をかけて丁寧な指導を必要とする人もいます。

新人の性格や特徴をより的確に理解するために、他のチームメンバーからの評価や意見を聞いたり、指導に対する新人チームメンバーのリアクションを参考にしながら、個別的な対応を行います。

指導をしていく中で留意している点は「こうしてね」「これをしてはダメよ」ではなく、「なぜ・どうして」の理由も同時に伝え、不備が見つかった場合にすぐに修正するのではなく、「どこが間違っているか？　何が足りないのか？」を問いかけ、考える姿勢をうながすようにしています。聞くよりも、自ら考えるほうが記憶に残るからです。

研修中には、さまざまなインシデント（事故が起こる一歩手前の状態）やアクシデント（事故）が発生する可能性があります。また、指導者の見えないところで起こるケースもあります。

報告されたインシデントやアクシデントの内容を分析してみると、指導する側にも伝達漏れがあったり、指導方法が不適切であったりする場合もあります。ミスを起こした当事者だけでなく、指導する者にも貴重な情報を与えてくれます。そこで学んだことを、次の指導にフィードバックすることも大切な役割だと思います。

「マンツーマン指導」は、指導を受ける側、指導をする者にとっても多くの時間と労力を必要とします。しかし、1人の人間をより深く理解しようとする姿勢や、指導に対する責任感を得ることができると感じています。指導とは、相手のスピードや歩調に合わせて走る二人三脚なのではないでしょうか。

教育時間の確保や精神面のサポートなどまだまだ課題もあり、日々指導することの難しさを感じています。しかし、指導することで気づいたり教えられることも多く、指導者としてだけでなく、人間としても成長できるのではないかと考えています。

8 患者様満足度を客観的に見る

(1) アンケート以外で患者様満足度を確認しよう

患者様の満足度が上がることによって、医院の経営が成り立っていくことは間違いありません。当然、読者の方々も、自院の売上ベース・自費の金額は最低限チェックされていることでしょう。それを前提とした上で、患者様の満足度をどう測っていくのか。人の満足度を測る機械などありませんから、何かしらの指標を見ながら把握していかなければいけません。

そこで、当院では第1章（18ページ）にも記したように、次の5つを指標として考えています。

①**定期検診率**（リピーター率）
②**紹介者率**（口コミでどれだけ患者様が来院されているか）
③**自費率**（高い治療費をお支払いいただくための信頼関係があるか）
④**中断率**（患者様にその治療の重要性が伝わっているか）
⑤**キャンセル率**（患者様がその治療にきちんとした価値観をもっているか）

④や⑤に関しては、たとえば仕事が忙しくなったなど、患者様本人の事情によるものもあるでしょう。ただ、歯科治療よりも他のことを優先するという点を見れば、まだ伝えきれていない部分があるかもしれないとも考えられます。

忙しいとはいっても、スポーツジムに行く時間はある、美容院に行く時間はある、旅行に行く時間はある、会社の帰りに仲間と飲む時間はある、それなのになぜ歯科治療にくる時間はないのかということです。

患者様満足度を測るこうした指標に関して、自医院だけで分析して把握するのではなく、他医院とネットワークを組んで、情報交換をしていくことも当院では取り組んでいます。

先ほどISO9001システムの話をしましたが、私たちはISO9001取得医院と「歯科ネットワーク会」というネットワークを組んでいます。それぞれの医院でロケーションの違い、患者さんのニーズの違いなどはありますが、情報を交換しながら、他の医院の指標を意識しあっています。

もっとも、自費率が低いから満足度も低いと言いきることはできません。しかし、ロケーションなどに左右されない指標もあり、それを意識しあうことは有効です。そして「私たちの医院はネットワーク会内で、どのポジションにいるのだろうか?」という適度な競争意識をもつ仕掛けが、この「歯科ネットワーク会」にはあります。

このように、ご自分の友人や勉強会グループの先生方と上記①~⑤の指標を出し合って、他の医院の取り組みを参考にすることでも結構だと思います。重要なことは、客観的で数値化されている指標を用い、常にその指標を確認して改善することです。

(2) チームメンバーを評価するにもゲーム感覚で

個々のインフォームドカウンセラーやクオリティーマネージャーが院内で機能することによって、そうした指標にも影響は及んできます。たとえば、インフォームドカウンセラーに対する指標は、定期検診率やキャンセル率に貢献できているかということで測れると思います。

また「患者様の声」という形で、「当院のインフォームドカウンセラーをどう思いますか？」あるいは、「当院の内部の仕組み・システムに関してどのように思われますか？」と患者様にアンケートをとることも有効です。

クオリティーマネージャーに関しては、評価を数値化することがなかなか難しいので、チームメンバー同士で評価するというスタンスをとっています。アンケートや投票であれば、極端にいえば紙切れ１枚でできます。

また、クオリティーマネージャーの評価に限らず、当院では評価システムとは別に「最優秀チームメンバー賞」を設けています。これは、３ヵ月ごとにチームメンバー同士が投票しあって決めるという、少しゲーム化されたインセンティブです。

9 チームメンバー評価の前に自医院の評価を！

前述したように、患者様満足度が上がれば、自費率や定期検診率の向上にも当然つながってきますので、それらの数字を見ておくことは、かなりの効果があります。

しかし、講演会などで「この中で、定期検診率の数字をとっている院長はどれだけいますか？」と質問しても、ほとんど手が上がらないのが実際です。

予防を取り入れている医院の多くは、必ず定期検診率をとっています。そうした医院でも、紹介者率までとっている医院はほとんどありません。ですから、自分の医院そのものの評価をきっちりしていなければ、チームメンバーの評価をしようにも、そこまでいきつかないのです。

歯科治療は、緊急性も重要性も高い業務です。アポイントが詰まっていれば、患者様を診ていかなければいけません。歯科医師は、常にそうした環境の中で生きています。

それに対して、チームメンバーの評価への取り組みは、重要性は高くても、緊急性は高くありません。ですから、なかなか時間がさけないのです。

私たちにとって、患者様との治療のアポイントは、例えるなら数十分刻みでミーティン

図表26　**時間管理のマトリックス**

	緊急性が高い	緊急性が低い
重要性が高い	**第１領域** ●締め切りのある仕事 ●クレーム処理 ●病気や事故、災害 ●歯科医院での予約制	**第２領域** ●トレーニングジム通い ●勉強や自己啓発 ●人間関係づくり ●医院の品質改善 ●チームメンバーの評価システムづくり
重要性が低い	**第３領域** ●突然の営業訪問 ●無意味な接待や付き合い ●雑事	**第４領域** ●暇つぶし ●だらだら電話 ●多くのテレビ

※私たちのすべての活動を「緊急性」と「重要性」という２つの軸によって上記４つの領域に分けることができる。
※『７つの習慣』（スティーブン．R．コヴィー）より抜粋

グが入っているのと同じことです。そうした業界が他にあるかというと、案外少ないでしょう。

私は、歯科医師はもともと時間の使い方がうまい人たちだと思っています。

話しが少し飛躍しますが、〝時間〟はまさしく人生だといえます。

では、もっと先にあるものは何か。それは、人生を面白く、楽しく生きることです。そのためには、時間の重要性と緊急性に対する意識度が大事だと考えています（図表26）。

当院では、診療所の経営理念の前に基本理念がありますが、

その中には「当院に来られた患者様・チームメンバー・業者さんが幸せであること」と書かれています。

関係する多くの人に「あの医院に行ってよかったな」「あの医院に接していてよかったな」と思ってもらえることが、私たちの基本理念です。

プライベートであろうが、公の場であろうが、最終的には「楽しい人生を送ること」「後悔のない人生を送ること」です。その〝人生〟を〝時間〟におきかえると、人生のタイムマネジメントをどう考えるかということになります。

評価への取り組みから少し大げさな話になりましたが、結論は、私たち歯科医療従事者は日常の臨床で予約制を採用している医院が多く、図26の時間管理のマトリックスからいうと、第1領域で日常の仕事をしています。しかし、できるだけ第2領域の時間を持つことに努力することが大切だと思います。

そのためには、第3・第4領域をできるだけ排除すべきと考えます。

10 充実感・達成感のもてる仕事へチャレンジさせる

前述のコーチングにもつながりますが、タイムマネジメントといえども時間は管理できません。感情を管理するのです。つまり、エモーショナルマネジメントをしなければいけないということです。

たとえば、ディズニーランドで遊んでいる1時間と、嫌な人と会っている1時間があったとします。物理的には同じ1時間ですが、ディズニーランドでの1時間はものすごく早く感じます。嫌な人との1時間はものすごく長く感じます。

これは感情のなせる業です。だとするならば、人生は楽しい時間、アッという間にすぎる時間をいかに上手に使っていくか。それが後悔のない人生です。そこには充実感・達成感も入ってきます。

院長は、チームメンバーに「あなたにとって充実感とはなんですか？」という質問をしてください。職場は、家族と会っているよりも、恋人と会っているよりも長い時間をすごす空間です。

その空間の中で、充実感を味わっていない、やりがいがない、何のためにいるかわから

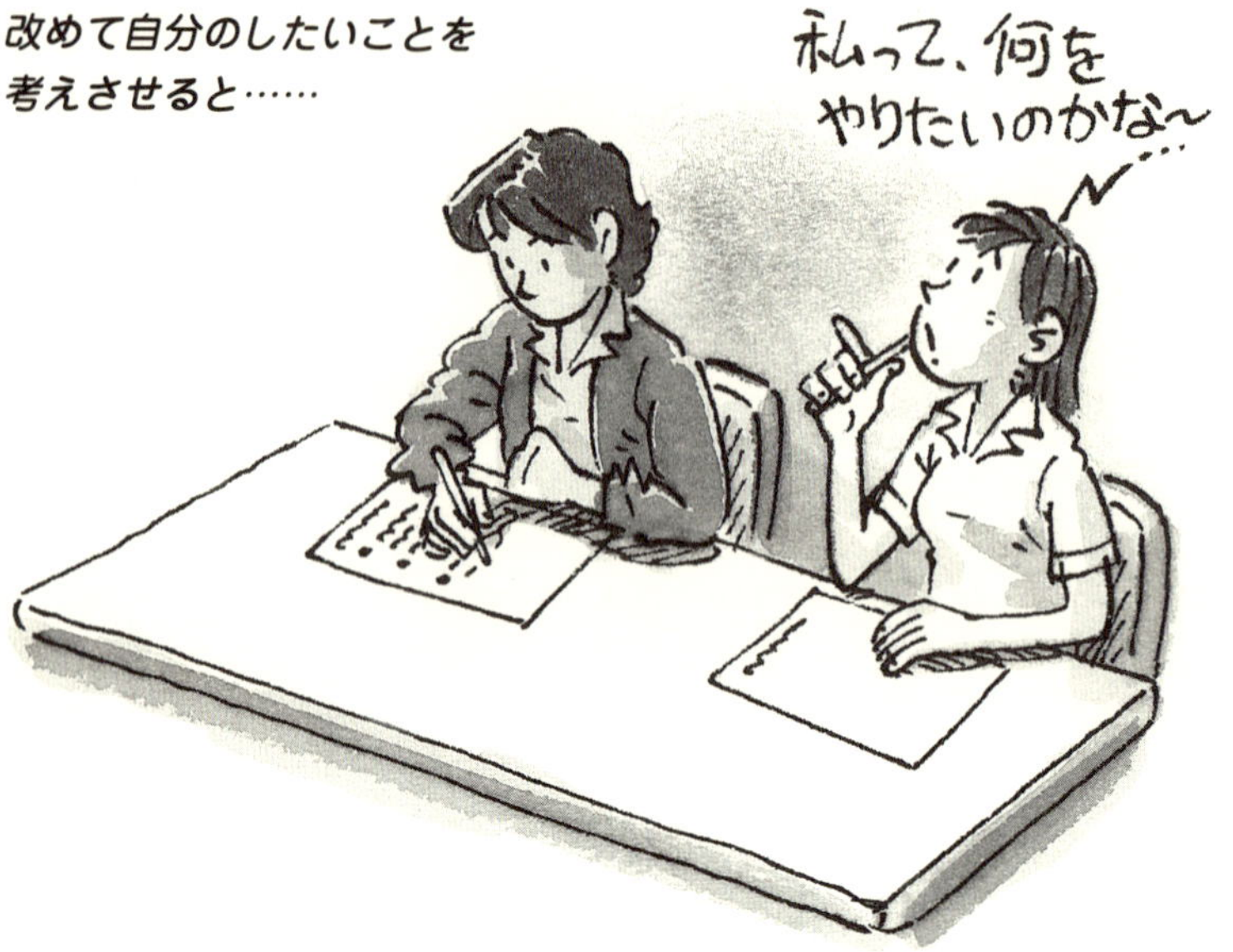
改めて自分のしたいことを
考えさせると……
私って、何を
やりたいのかな〜

ない、ただ朝と帰りにタイムカードを押して帰る、給料が入る……それで人生を面白く楽しく生きられますか？

ですから、仕事に打ち込むときは、自分のライフスタイルまで考えなければいけないのです。

人生の中で自分のやりたいことを知るために、チームメンバーに白紙を渡して「仕事を通じてあなたがやりたいこと、手に入れたいもの、得たい能力を書いてください」といって書かせる手法があります。

これをやってみると、面白いことに50個書ける人と、10個しか書けない人がいます。自分は何がほしかったのか、何がやりたかったのか、それを10個しか書けない人でも、それを50個書けるように一生懸命考えると、思考回路のスイッチが入って書けるようになります。

そして、50個の中で一番ほしいものから取り組むようにさせます。25番目とか、49番目から取り組んでもダメです。1番目から取り組むことで、充実感・達成感が出てきます。チームメンバー各自が、このことを頭の中できっちりと整理すれば、徐々に考え方や人生の使い方にブレがなくなってきます。それをチームメンバーに理解してもらうと、今度は確実に仕事のスキルは上がってきます。

本当にやりたいことを整理すると、時間の使い方が変わってきます。すると、人生のマネジメントも変わってきます。

やりたいことをやっているのですから、時間が遅くなろうが、日曜日に休まずやろうが、何の苦労も感じなくなるかもしれません。仕事の中で自分がやりたい50個のうちで、一番やりたいことをやっているわけですから。

そうした取り組みをはじめると、人が6ヵ月かかる仕事も、3ヵ月で終わらせられます。休みの時にも自然と勉強をしだすからです。

当院の哲学を表した図を再掲しましょう（図表27）。

この図にあるように、私たちは4つの要素に対して、人生の中でバランス良く時間がとれているかを実感することが重要だと思っています。そして、何よりも「時間」を捻出し、「職場」以外の時間――「趣味」「家庭」「歯科以外の学問（教養）を勉強する」時

図表27　当院のクリニカルアイデンティティ（CⅠ）

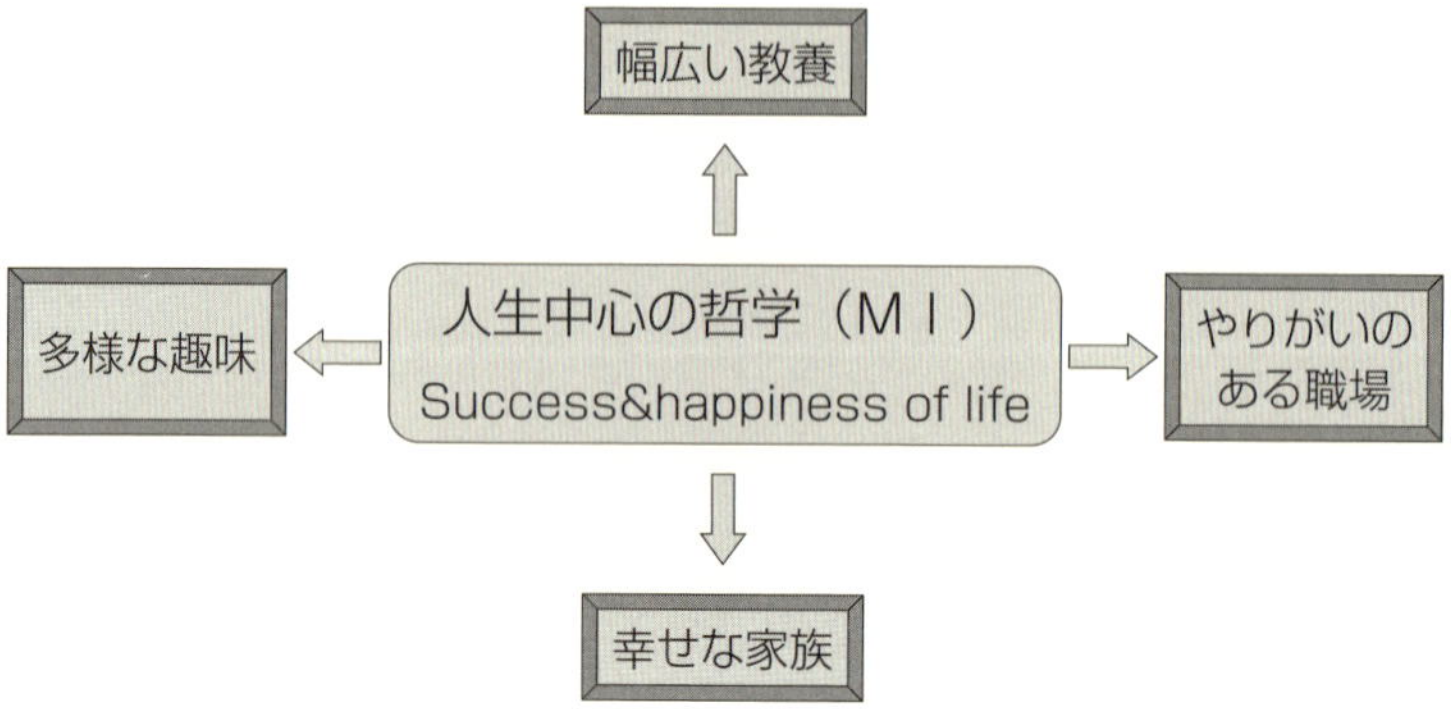

われわれにとっての成功と幸せとは、学問・職場・家族・趣味の４つの要素のバランスがとれていることである。それには、自分の時間をいかに捻出するか、特に職場で自分自身の労働生産性を高め、いかに自分自身の労働価値を向上させるかが重要である。

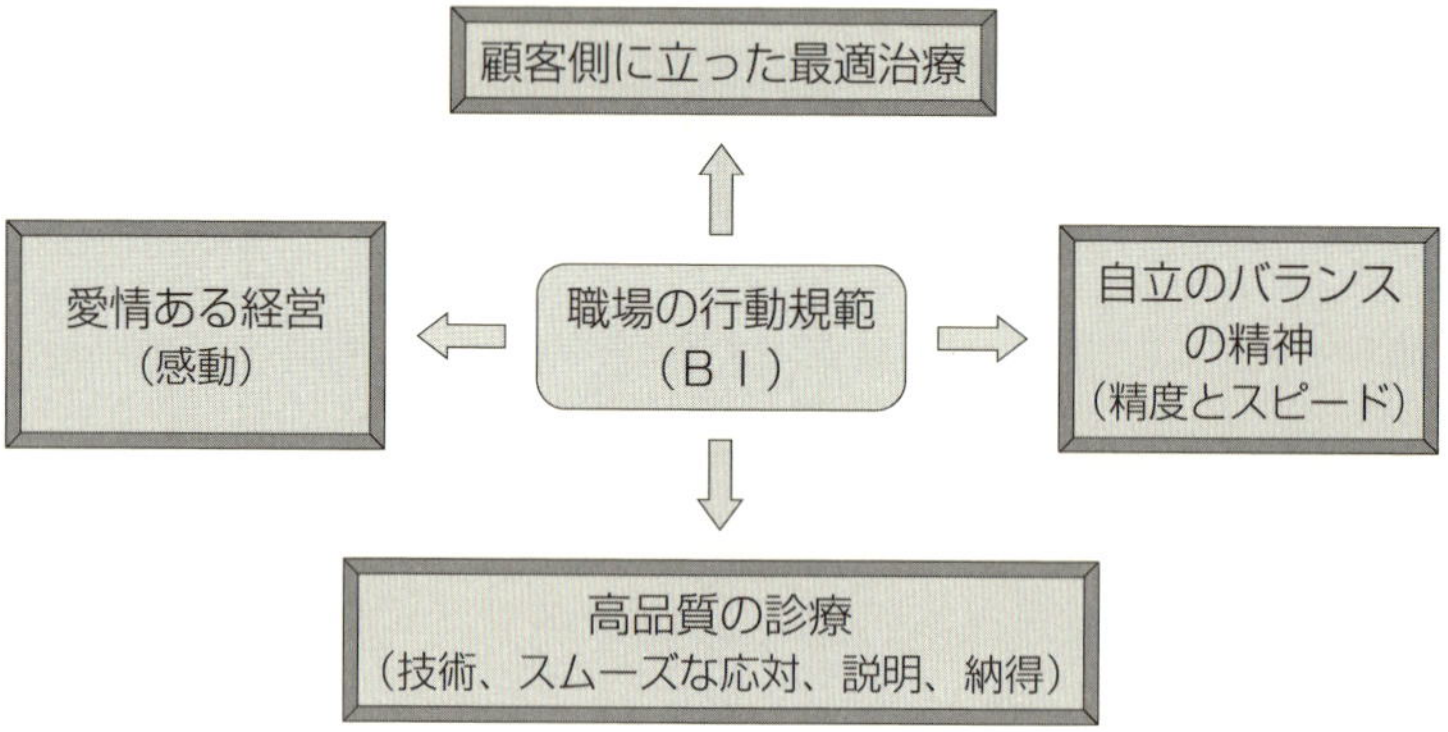

（医）誠仁会　りょうき歯科クリニック

間をもつことです。

これは、今までよりも効率よく働いて、今までよりも「休み」を多くとるという考え方です。そのため、当然ながら、ある時期は「休み」もなく、職場のウェイトが大きく占め、バランスの悪い時期を過ごすことを経験すると思います。

私自身も、そのような時期がありました。現在も、完全にバランスがとれているかと聞かれると、「以前よりはバランスがとれるようになった。しかし、まだバランスがよいとはいいがたい」と答えるでしょう。

より早い時期にチームメンバーとともにバランスがとれることを願っています。そのときは、捻出した「時間」をしっかりと「休息」「バカンス」にあて、さらには「趣味、家庭、教養」にも十分に使える時間をとれることを目指します。

他人よりも、また過去の自分よりも、加速的に学習や仕事をすることで実現すると信じています。しかも、それには院長とチームメンバーの価値観が共有されていることが前提です。

●まとめ

歯科助手もフリーランスの時代に！

昨今では、歯科衛生士でフリーランスの方々の活躍が、以前よりも増えているように感じます。しかし、歯科助手の方々では、フリーランスで活躍されている方があまりにも少ないように思います。

そこで、他業種でキャリアを積まれた責任感の強い、ビジネスマインドの高い多くの方々に、歯科業界に魅力を感じてもらいたい、この業界でメディカルマインドを身につけていただき、医院を活性化して患者様を増やすことにより、本書の目的でもある業界全体の底上げの一翼を担っていただきたいと願っているのです。

歯科助手からデンタルマネージャーとして、受付・アシスタント・医療事務などはもとより、インフォームドカウンセラー、クオリティーマネージャーとして活躍してもらい、後輩を育成・指導した経験をもとに、フリーランスとして活躍していただくことも、歯科界全体のレベルアップにつながるのではないでしょうか。

もちろん、フリーランスではなく、現在、勤めている職場で、院内インストラクターやメンターとして活躍することも可能でしょう。

そういう意味では、唯一、ライセンスのない歯科助手の方々にも、いろいろな舞台があると思いますし、まさしく「歯科助手が患者様を増やす」時代の到来として、その活躍の場は広がるものとして、期待しています。

領木　誠一

〔著者のプロフィール〕
領木　誠一（りょうき　せいいち）
1988年城西歯科大学（現・明海大学歯学部）卒業。1993年りょうき歯科クリニックを開設。1995年医療法人誠仁会りょうき歯科クリニックを設立。「患者様満足度の向上のため，患者様側に立った歯科医療サービスを常に追求する」を診療所の理念に掲げ，スタッフともども，日々研鑽に努めている。2002年3月に歯科医療業界ではほとんど取得されていなかった，品質管理の国際基準である「ISO9001－2000年版」を取得。同年，ISO9001の普及を目指し，歯科ネットワーク会を組織し，代表を務める。歯科医療の最先端技術を集積すべく「日本先進技術歯科センター」に参画。副センター長に就任。2003年新大阪歯科衛生士専門学校非常勤講師に。ITIインプラントコース，ブローネンマルクインプラントコースなどを修了。厚生労働大臣認可歯科医師臨床研修医取得。

〔連絡先〕
医療法人誠仁会りょうき歯科クリニック（併設　東大阪インプラントセンター）
TEL　06-6781-4181　URL：http://www.ryouki4181.com
歯科ネットワーク会
TEL　06-6783-9001　URL：http://www.iso9001dental.com
日本先進技術歯科センター
TEL　06-6567-6181　URL：http://www.jatdc.com

〔歯科医院経営実践マニュアル〕
歯科助手が患者様を増やす

2007年7月10日　第1版第1刷発行
2021年4月10日　第1版第4刷発行

著　　者　領木《りょうき》　誠一《せいいち》

発 行 人　北峯康充

発 行 所　クインテッセンス出版株式会社
東京都文京区本郷3丁目2番6号　〒113-0033
クイントハウスビル　電話(03)5842-2270(代表)
(03)5842-2272(営業部)
(03)5842-2280(編集部)
web page address　https://www.quint-j.co.jp

印刷・製本　サン美術印刷株式会社

ISBN978-4-87417-968-0　C3047

歯科医院経営実践マニュアル

院長、スタッフでもう一度見直してみませんか？

第1弾

患者さんの心と信頼をつかむ

コトバづかいと話し方

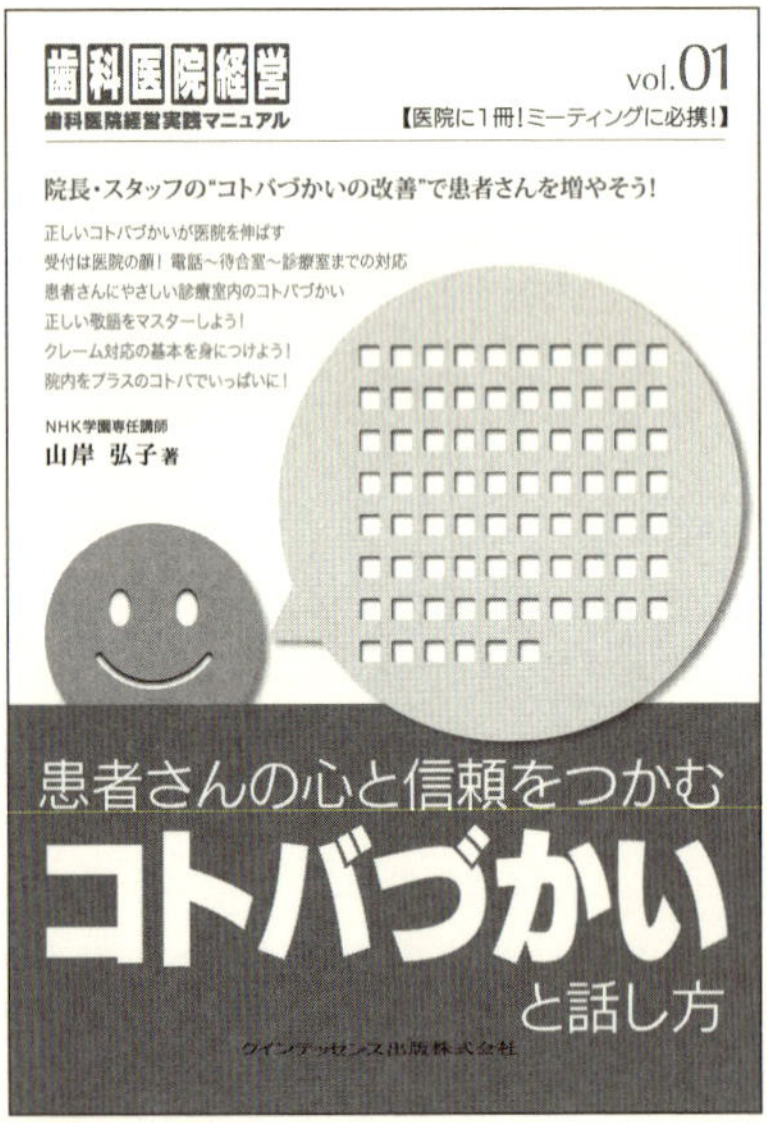

★ もくじ ★

山岸弘子（NHK学園専任講師）

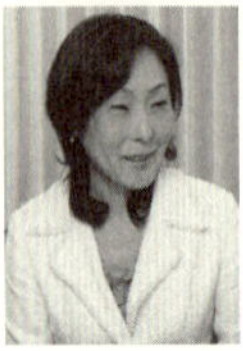

NHK学園専任講師として「美しい日本語」「話し上手は敬語から」講座を担当。（有）フィナンシャルプラスで「患者さん対応ブラッシュアップ倶楽部」を主宰。教員研修・歯科医院研修・高校生研修など、各方面で話し方・敬語指導を行っている。主な著書に『敬語のケイコ（CD付）』（日本実業出版社）『美しい日本語の書き方・話し方』（成美堂出版）がある。『歯科医院経営』に2003年より連載中。

歯科医院経営実践マニュアルの特長

★**"1つの仕事に1冊の本"**――医院の個々の仕事が完璧にマスター！
★実践的な内容を中心に展開し**"理論より実践"**を心がけた内容！
★豊富な**図表・シート・イラスト**で、使いやすい！
★歯科医院の**ヒト・カネのトラブル**を防止できる！
★**院内ミーティング**のテキストに最高！

QUINTESSENCE PUBLISHING 日本
●サイズ:A5判　●184ページ　●定価2,200円（本体2,000円+税10%）

クインテッセンス出版株式会社
〒113-0033　東京都文京区本郷3丁目2番6号　クイントハウスビル
TEL. 03-5842-2272（営業）　FAX. 03-5800-7592　https://www.quint-j.co.jp　e-mail mb@quint-j.co.jp

歯科医院経営実践マニュアル

院長必携! 人事労務問題・職場のルール ここに気をつけよう!

第2弾

Q&A 職場のトラブル こんな時どうする

ここに気をつけよう

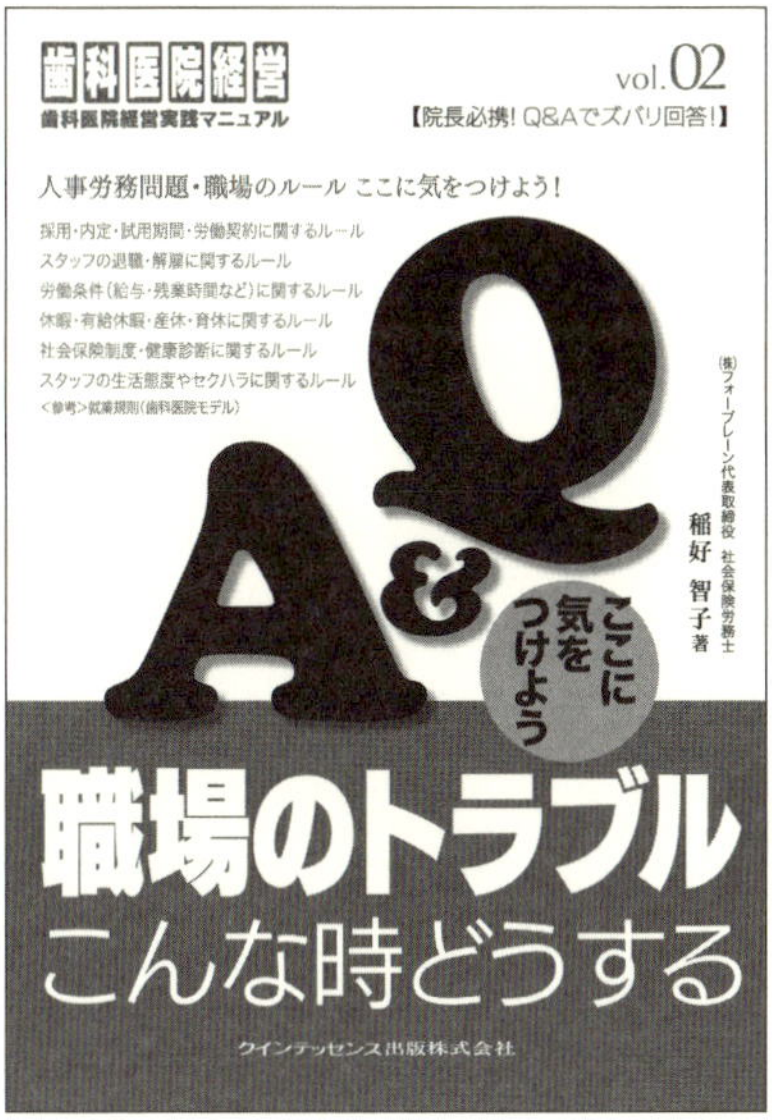

★ もくじ ★

稲好智子((株)フォーブレーン代表取締役 社会保険労務士)

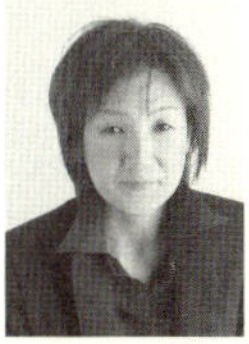

株式会社フォーブレーン代表取締役。社会保険労務士。企業や国立大学、独立行政法人等において、就業規則等の諸規程の整備、人事制度の構築、サービス残業やセクハラ対策など労務問題に関するコンサルティングなどを幅広く手がけながら、組織の人事全般におけるリスクマネジメントの実現に向けた支援に励んでいる。労働法令や管理者向けの労務管理に関する講演、評価者研修などの企画や講師も行うなど、日本各地を飛び回りながら活動中。

歯科医院経営実践マニュアルの特長

★“1つの仕事に1冊の本”——医院の個々の仕事が完璧にマスター!
★実践的な内容を中心に展開し **“理論より実践”** を心がけた内容!
★豊富な**図表・シート・イラスト**で、使いやすい!
★歯科医院の**ヒト・カネのトラブル**を防止できる!
★**院内ミーティング**のテキストに最高!

QUINTESSENCE PUBLISHING 日本

●サイズ:A5判 ●184ページ ●定価2,200円(本体2,000円+税10%)

クインテッセンス出版株式会社

〒113-0033 東京都文京区本郷3丁目2番6号 クイントハウスビル

TEL. 03-5842-2272(営業) FAX. 03-5800-7592 https://www.quint-j.co.jp e-mail mb@quint-j.co.jp

歯科医院経営実践マニュアル

第7弾

開業医である著者が売上増・スタッフ管理の秘訣を公開!
経営理論を超えた実践的ノウハウ集!

誰も思いつかなかった
歯科医院経営の秘訣

★ もくじ ★

プロローグ　歯科医が陥りやすい勘違い
腕がよければ患者さんは集まる
いい治療をすれば患者さんに評価される
歯科技術を上げれば売上げも上がる
自費を安くすれば数で稼げる
患者さんを説得できれば自費が増える?……他

第1章　いいスタッフを採用するコツ
求人に際して小銭をケチるな
無愛想な人は採るな
前職が暇な職場や、経営不振の職場にいた人には二の足を踏む
採用で失敗すると、教育ではカバーできない……他

第2章　スタッフとどう付き合っていくか
トップは矢面に立ってスタッフを守らなければならない
「いいよ、いいよ」が医院をつぶす
スタッフの意識を変えていくのは院長の仕事
スタッフとの「駆け引き」で大切なこと……他

第3章　集客のための院長の心得
集客能力は開業医の必要条件
集客の勉強法――異業種の成功例に学べ
広告では期待値を上げ、来院時には修正する
あなたの医院の〝最大の売り〟は院長自身!

第4章　自費治療をすすめるコツ
自費はすすめるのではなく、ただ説明するだけ
患者さんに多く話をさせる
患者さんのほうから手を挙げさせる
自費への期待を表情に出してはダメ!……他

第5章　伸びる院長はここが違う
成功する人は24時間仕事が頭を離れない
目立ってくれば(成功すれば)敵も増える
スタートには大胆さが、継続には繊細さが必要
すべての問題の最大の解決法は売上げを上げること……他

青山健一　南青山デンタルクリニック院長

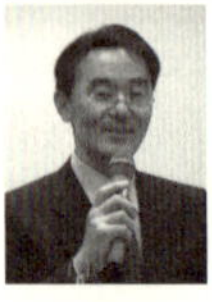

「売り上げ向上委員会」(有)オクデン代表。広島大学歯学部卒業。1992年東京都港区南青山で歯科医院を開業、法人化、分院設立を経て、売上げが低迷している歯科医院をサポートするため、2005年「売り上げ向上委員会」(有)オクデンを設立、代表を務める。診療のかたわらセミナー・出版・コンサルティングなどを通じて、自分自身の低迷期から脱出したノウハウを広く歯科医師に広めようと精力的に活動している。現役の院長として診療しているため一般の経営コンサルタントとは一味違った、自らの経験にもとづいた実践的なノウハウの提供には高い評価を得ている。

QUINTESSENCE PUBLISHING 日本
●サイズ:A5判　●184ページ　●定価2,200円(本体2,000円+税10%)

クインテッセンス出版株式会社
〒113-0033　東京都文京区本郷3丁目2番6号　クイントハウスビル
TEL. 03-5842-2272(営業)　FAX. 03-5800-7592　https://www.quint-j.co.jp　e-mail mb@quint-j.co.jp